医学化学实验

刁海鹏　王浩江　主编

科 学 出 版 社
北 京

内 容 简 介

本书是根据医药类院校教学大纲中化学实验课程基本要求编写，包括医学化学实验的相关知识、化学实验基本操作与实验等内容，并在附录中介绍了一些常用仪器及其使用方法。全书精编了19个实验，内容涵盖了医学类化学实验的无机化学实验、有机化学实验和分析化学实验。

本书可作为高等学校医学和药学类各专业本科生的化学实验课程教材，也可供从事各类化学实验的相关技术人员参考。

图书在版编目（CIP）数据

医学化学实验/刁海鹏，王浩江主编. —北京：科学出版社，2017

ISBN 978-7-03-053905-2

Ⅰ. ①医… Ⅱ. ①刁… ②王… Ⅲ. ①医用化学-化学实验-医学院校-教材 Ⅳ. ①R313-33

中国版本图书馆CIP数据核字（2017）第143877号

责任编辑：丁 里/责任校对：张小霞

责任印制：赵 博/封面设计：迷底书装

科学出版社出版

北京东黄城根北街16号

邮政编码：100717

http://www.sciencep.com

三河市骏杰印刷有限公司印刷

科学出版社发行 各地新华书店经销

*

2017年8月第 一 版 开本：720×1000 1/16

2025年7月第十次印刷 印张：7

字数：139 000

定价：29.00元

（如有印装质量问题，我社负责调换）

《医学化学实验》编写委员会

主编 刁海鹏 王浩江

编委（以姓名汉语拼音为序）

刁海鹏 傅力明 弓 辉 李 波

李 雪 刘 文 王浩江 王灵晓

前　言

党的二十大报告擘画了全面建成社会主义现代化强国的宏伟蓝图和实践路径，为党和国家的各项事业指明了前进方向。新时代的高校肩负着为实现第二个百年奋斗目标，以中国式现代化全面推进中华民族伟大复兴培育中坚力量的重要任务。坚持以抓好“三进”工作为新的契机和切入点，始终心怀“国之大者”，将价值塑造、知识传授和能力培养融为一体，为党育人、为国育才。

化学是一门实验科学，在化学研究中占有非常重要的地位。化学实验可通过实验现象的观察与测量、实验数据的综合与分析，深入化学现象的本质，从而揭示化学反应的规律，加深学生对化学基本理论的认识和理解。化学实验不仅可以让学生直观地感知化学知识，还可以培养学生动手操作、独立思考、观察记录、分析归纳和撰写报告等能力，从而使学生认知到客观事物都遵循一定的客观规律。

医学化学实验包括无机化学、有机化学和分析化学的实验内容，其教学对象是医学院校的临床、预防、麻醉、法医、护理、影像等专业的一年级学生。医学化学实验是必修课程基础化学、有机化学中对应的实验课程，主要包括实验基本技能训练项目及实验规则、实验室基本仪器简介、化学实验基本操作及 19 个具体实验。本书结合医学院校的特点，在重视学生基本的化学实验操作及技能培养的前提下，加强了与医学及生命科学相关知识的交叉，使学生能够深刻理解化学学科与生命科学学科的重要关系，从而使学生更加有兴趣学习化学这门重要学科。本书设置从对化学实验的基本要求、基本技能训练项目及实验规则到实验室的基本实验器材介绍及一些基本化学实验的操作，最后是具体实验的实施，使学生既能回顾中学阶段对化学的认知，又能循序渐进地进入大学阶段化学实验的学习。

本书是由山西医科大学化学教研室的老师根据多年的化学实验教学经验总结编写而成，山西医科大学刁海鹏、王浩江担任主编，由刁海鹏、傅力明、弓辉、李波、李雪、刘文、王浩江、王灵晓共同编写。

在本书编写过程中，得到了山西医科大学基础医学院相关领导及科学出版社的大力支持，在此表示衷心的感谢。

由于编者学识水平有限，书中难免存在不妥之处，恳请相关专家及广大读者提出宝贵意见。

编　者

2023 年 6 月于太原

目 录

第一章　医学化学实验的相关知识

第一节　医学化学实验的目的、要求及规则

化学是一门实验科学，它通过实验现象的观察和测量、实验数据的综合和分析，深入化学现象的本质，从而揭示化学反应的规律。化学实验是培养学生动手操作、独立思考、观察记录、分析归纳和撰写报告等能力的重要环节。

一、实验目的

(1) 加深学生对化学基本理论的进一步认识和理解。化学实验不仅使理论知识形象化，而且能说明化学反应发生的条件、范围和所采用的方法，能较全面地反映化学世界的复杂性和多样性。

(2) 通过化学实验的基本操作和实验技能的培养，以及实验仪器的正确使用、准确测量和日常维护，培养学生动手、观测、记忆、思维、想象和表达等综合素质，使学生具备分析问题、解决问题的能力。

(3) 通过化学实验方案的设计、数据记录与处理、实验结果的分析与讨论，培养学生初步的科研能力，为其今后的实际工作和科学研究打下良好的基础。

(4) 培养学生科学的工作态度和严谨的工作作风。

二、实验要求

医学化学实验是包含无机化学实验、分析化学实验、有机化学实验和物理化学实验的基础实验课程，其主要目的是使学生初步了解化学的研究方法，包括实验现象的记录、实验条件的选择、实验数据的处理、实验结果的分析和归纳等，从而增强解决实际化学问题的能力。在进行每一个具体实验时，要求做到以下几点。

1. 实验前的预习

学生在实验前应先仔细阅读实验内容，了解实验的目的要求，并写出预习提纲，预习提纲包括实验测量所依据的基本原理和实验技术、实验操作的步骤，熟悉实验的注意点、数据记录的格式，以及思考预习中产生的疑难问题等。教师应

检查学生的预习情况，进行必要的提问，并解答疑难问题。学生达到预习要求后才能进行实验。

2. 实验操作

学生进入实验室后应检查测量仪器和试剂是否符合实验要求，并做好实验的各种准备工作，记录实验的条件。具体实验操作时，要求仔细观察实验现象、详细记录原始数据、严格控制实验条件。在整个实验过程中要有严谨的科学态度，做到清洁整齐、有条有理、一丝不苟；还要积极思考，善于发现和解决实验中出现的各种问题。

3. 实验报告

实验报告是每次实验的总结，它反映每个学生的实验情况和水平，必须严肃认真如实地填写。

实验报告一般应包括四部分内容。

(1) 实验目的和要求。

(2) 实验步骤：尽量采用表格、框图、符号等形式清晰、明了地表示。如采用文字叙述要力求简练，不应照教材抄写。

(3) 实验现象和数据记录：实验现象要表述正确；数据记录要完整，决不允许臆造、弄虚作假。

(4) 解释、结论或数据计算：根据现象作出简明解释，写出主要反应式，分题目作出小结或得出最后结论。若有数据计算必须将计算公式和有关数据列写出来，不能只写出计算结果。

三、实验室规则

为了保障化学实验正常、有效、安全地进行，保证实验课的教学质量，学生必须遵守化学实验室的规则。

(1) 实验室内严禁吸烟、进食，食品、饮料禁止带入实验室。进入实验室应穿实验服，禁止穿拖鞋。书包、文具、雨伞等物品放于指定位置。

(2) 进入实验室时，应熟悉实验室的主要设施、布局及其周围的环境，熟悉灭火器材、急救药箱的使用及其摆放位置。严格遵守实验室的规章制度，听从教师的指导。

(3) 做好实验前的预习工作：明确实验目的，了解实验原理，熟悉实验内容、方法和步骤。实验前要清点仪器，如果发现有破损或缺少，应立即报告教师，按规定手续到实验预备室补领。实验时仪器若有损坏，也应按规定手续到实验预备室换取新仪器。未经教师同意，不得挪用其他仪器。

(4) 实验中要保持安静，保持实验室和实验台面清洁整齐。废纸、火柴梗、碎玻璃和各种废液倒入废物桶或其他规定的回收容器中，严禁倒入水槽内；凡涉及有毒气体的实验，都应在通风橱中进行。

第二节　误差及数据处理

一、基本概念

在实验研究工作中，一方面要对实验方案进行分析研究，选择适当的测量方法进行数据的直接测量；另一方面必须将所得数据加以整理归纳，以寻求所研究的变量间的规律。但无论是测量工作还是数据处理，树立正确的误差概念是很有必要的。应该说，一个实验工作者必须具有正确表达实验结果的能力和进行精细实验工作的本领。下面简要介绍一些基本概念。

1. 系统误差

系统误差是由一定原因引起的，它使测定结果恒偏大或恒偏小，其数值或是基本不变，或是按一定规律变化，但总可以设法加以确定。因此，在多数情况下，它们对测量结果的影响可以用校正量来校正。

系统误差主要由下列原因引起。

(1) 仪器误差：由仪器结构上的缺点所引起，如天平的两臂不等、气压计的真空不十分完善、仪器示数部分的刻度划分得不够正确等。这类误差可以通过检定的方法来减小。

(2) 试剂误差：在化学实验中，试剂中杂质的存在有时会给结果带来极其严重的影响，因此试剂的提纯是一件十分重要的工作。

(3) 个人误差：由观测者个人的习惯和特点所引起，如记录某一信号的时间时总是滞后、读取仪表读数时总是把头偏向一边、判定滴定点的颜色程度不同等。

(4) 方法误差：实验方法的理论根据有缺陷或引用了近似公式等所造成。

实验工作者的重要任务之一是找出系统误差的存在，并尽可能将其减小，如果不知道系统误差存在，则其危害是难以估计的。实践告诉我们，单凭一种方法所得的结果往往不是十分可靠的，只有不同实验者用不同方法、不同仪器所得的数据相符合，才可认为系统误差已基本消除。

2. 偶然误差

即使系统误差已被减小或消除，但在同一条件下，以同等仔细程度对某一个量进行重复观察时，仍会发现测得值之间存在微小差异。这种差异的产生是没有固定原因的，差值的符号和大小也不确定，如观察温度或电流时呈现微小的起伏、估计仪器最小分度时偏大或偏小、控制滴定终点的指示剂颜色稍有深浅等，都是难以避免的。这是同一个量多次测定的结果不能绝对吻合的原因。

3. 疏失误差

疏失误差是在实验过程中读数、记录、计算时出错或实验条件突然改变等原因所引起的。如果在实验中发现了疏失误差，应及时纠正或将所得数据弃去。

系统误差和疏失误差总是可以设法避免的，而偶然误差是不可避免的，因此最好的实验结果应该只含有偶然误差。

4. 准确度和精密度

准确度是指测量结果的正确性，即与真值偏离的程度。精密度是指测量结果的可重复性及测得数值的有效数字位数。例如，用两支水银温度计测量恒温水浴的温度，一支温度计的最小分度是1℃，多次测量的平均结果是25.2℃±0.2℃。另一支温度计的最小分度是0.1℃，多次测量的平均结果是25.18℃±0.02℃。第二支温度计的测量结果包含四位有效数字，它的读数精度是较高的。又如，用一支温度计进行一种液体凝固点的重复测量，各次测量结果的差异可能很大，也可能很小。若差异很小，就可以说测量的可重复性高，测量的技术是精密的。因此，精密度包括了测量值的可重复性及测量结果表示出的有效数字位数两个因素。

当进行了某一个量的重复测量之后，已确信从上述两因素来说结果是精密的，但如果不能确定是否有系统误差存在(如温度计未经校正)，则虽然测量结果很精密，也可能是不准确的。因此，高的精密度不能保证高的准确度，但高的准确度必须有高的精密度，后者为前者的前提。

5. 绝对误差与相对误差

绝对误差是测量值与真值之间的差异；相对误差是绝对误差与真值之比，即

绝对误差=测量值−真值

相对误差=绝对误差/真值

绝对误差的单位与被测物理量是相同的，而相对误差则是无因次的，因此不同物理量的相对误差可以互相比较。另外，绝对误差的大小与被测量值的大小无关，而相对误差与被测量值及绝对误差的数值都有关系。因此，无论是比较各种测量的精度，或是评定测量结果的质量，采用相对误差都更为合理。

6. 关于有效数字

由前面的讨论可以理解，任何测量的准确度都是有限的，只能以一定的近似值来表示这些测量结果。因此，测量结果数值计算的准确度就不应该超过测量的准确度。如果任意地将近似值保留过多的位数，反而会歪曲测量结果的真实性。下面以数值运算规则为例作简略介绍。

(1) 当记录一个量的数值时，只需写出它的有效数字，并尽可能包括测量误差。设未标明误差值，可假定其为最后一位数字的正负一个或半个单位。

在确定有效数字时，须注意“0”这个符号。紧接小数点的 0 仅用来确定小数点的位置，不算有效数字。例如，0.000 13 中小数点后的三个 0 都不是有效数字，而 0.130 中小数点后的 0 是有效数字。如果写成 2.50×10^2，这种表示就比较清楚了。

(2) 舍去多余数字时采用四舍五入法。

(3) 进行加减运算时，应保留各小数点后的数字位数与最少者相同。例如，

$$\begin{array}{r} 0.12 \\ 12.232 \\ +\ 1.5683 \\ \hline \end{array} \quad \text{舍去多余数字后} \quad \begin{array}{r} 0.12 \\ 12.23 \\ +\ 1.57 \\ \hline 13.92 \end{array}$$

(4) 当数字的首位大于 8，就可多算一位有效数字，如 9.12 在运算时可看成四位有效数字。

(5) 在乘除运算中保留各数的有效数字位数不大于其中有效数字位数最低者。例如，$\dfrac{1.578\times0.0182}{81}$，其中 81 的有效数字位数最低，但由于首位是 8，故把它看成三位有效数字，其余各数都保留到三位，这时上式变为 $\dfrac{1.58\times0.0182}{81}=3.55\times10^{-4}$，最后结果也只保留三位有效数字。

对于复杂的计算，应先加减，后乘除。

例如，$\left[\dfrac{0.552\times(82.52+4.4)}{662-642}\right]^{\frac{1}{2}}=\left(\dfrac{0.552\times86.9}{20}\right)^{\frac{1}{2}}=\left(\dfrac{0.55\times87}{20}\right)^{\frac{1}{2}}=1.5$。在复杂运算未达最后结果之前的中间各步中，可保留各数值位数较上述规则多一位，以免多次四舍五入造成误差积累，给结果带来较大影响。但最后结果仍只保留其应有的位数。

使用计算器进行运算，在取用最后结果时必须注意保留适当的有效数字。

(6) 在整理最后结果时，须将测量结果的误差进行化整，表示误差的有效数字最多用两位，如 122.84 cm±0.12 cm。而当误差第一位数为 8 或 9 时，只需保留一位。

测量值的末位数应与误差的末位数对应。

例如，测量结果：　$x_1=1001.77\pm0.033$

$x_2=237.464\pm0.127$

$x_3=123357\pm878$

化整结果：　$x_1=1001.77\pm0.03$

$x_2=237.46\pm0.13$

$x_3=(1.234\pm0.009)\times10^5$

(7) 计算式中的常数，如 π、e，以及乘子如 $\sqrt{2}$、$\dfrac{1}{2}$ 和一些取自手册的常数等，可以按需要取有效数字。例如，当计算式中有效数字最低者是三位，则上述常数取三位或四位即可。

表示测量结果的误差时，应指明是平均误差还是作者估计的最大误差。

(8) 在对数计算中所取对数位数（对数首数除外）应与真数有效数字相同。

(9) 计算平均值时，如果参加平均的数值有四个以上，则平均值的有效数字可多取一位。

二、误差分析

在实验研究工作中，我们所需要的通常不是直接测量的结果，而是把一些直接测量的结果代入一定关系式中，再计算所需的值。例如，气化法测液体相对分子质量时，常采用理想气体公式 $M=mRT/pV$ 来计算结果，因此相对分子质量 M 是各直接测量值 m、p、V 和 T 的函数。各直接测量值的误差将影响函数的误差（这里尚未涉及由于采用了近似公式所引入的系统误差）。

误差分析的基本任务在于查明直接测量值的误差对函数（间接测量值）误差

的影响，从而找出函数的最大误差来源，以便合理配置仪器和选择实验方法。

误差分析仅限于对结果最大误差的估计，因此对各直接测量值只需预先知道其最大误差范围。当系统误差已经改正，而操作控制又足够精密时，通常可用仪器读数精密度来表示测量值的误差范围，如分析天平是±0.0002 g、50 mL 滴定管是±0.02 mL、贝克曼温度计是±0.002℃等。

但是有不少例子表明操作控制的精密度与仪器的精密度不相符合。例如，恒温系统温度的无规律变化是±1℃，而测温用的温度计的精度是±0.1℃，这时的测温误差主要由温度控制的精密度所决定。

在估计函数的最大误差时，考虑到最不利的情况是直接测量值的正负误差不能对消，从而引起误差积累，故算式中各直接测量值的误差取绝对值。

设函数式为

$$N=f(x,\ y,\ z,\ \cdots)$$

全微分得

$$\mathrm{d}N=\frac{\partial N}{\partial x}\mathrm{d}x+\frac{\partial N}{\partial y}\mathrm{d}y+\frac{\partial N}{\partial z}\mathrm{d}z+\cdots$$

$$\frac{\mathrm{d}N}{N}=\frac{1}{f(x,\ y,\ z,\ \cdots)}\left(\frac{\partial N}{\partial x}\mathrm{d}x+\frac{\partial N}{\partial y}\mathrm{d}y+\frac{\partial N}{\partial z}\mathrm{d}z+\cdots\right)$$

设各自变量的绝对误差(Δx，Δy，Δz，…)是很小的，可代替它们的微分($\mathrm{d}x$，$\mathrm{d}y$，$\mathrm{d}z$，…)，并考虑误差积累而取其绝对值，这时

$$\Delta N=\left|\frac{\partial N}{\partial x}\right||\Delta x|+\left|\frac{\partial N}{\partial y}\right||\Delta y|+\left|\frac{\partial N}{\partial z}\right||\Delta z|+\cdots$$

$$\frac{\Delta N}{N}=\frac{1}{f(x,\ y,\ z,\ \cdots)}\left[\left|\frac{\partial N}{\partial x}\right||\Delta x|+\left|\frac{\partial N}{\partial y}\right||\Delta y|+\left|\frac{\partial N}{\partial z}\right||\Delta z|+\cdots\right]$$

或

$$\mathrm{d}\ln N=\mathrm{d}\ln f(x,\ y,\ z,\cdots)$$

由此可见，用微分法进行函数相对误差的计算是比较简便的。

1)加法

设 $N=x+y+z+\cdots$，取对数再微分得

$$\frac{\Delta N}{N}=\frac{|\Delta x|+|\Delta y|+|\Delta z|+\cdots}{x+y+z+\cdots}$$

2)减法

设 $N=x-y$，取对数再微分得

$$\frac{\Delta N}{N}=\frac{|\Delta x|+|\Delta y|}{x-y}$$

3) 乘法

设 $N = xyz\cdots$，取对数再微分得

$$\frac{\Delta N}{N}=\left|\frac{\Delta x}{x}\right|+\left|\frac{\Delta y}{y}\right|+\left|\frac{\Delta z}{z}\right|+\cdots$$

4) 除法

设 $N = x / y$，取对数再微分得

$$\frac{\Delta N}{N}=\left|\frac{\Delta x}{x}\right|+\left|\frac{\Delta y}{y}\right|$$

5) 方次与根

设 $N = x^n$，取对数再微分得

$$\frac{\Delta N}{N}=n\left|\frac{\Delta x}{x}\right|$$

6) 对数

设 $N = \ln x$，取对数再微分得

$$\frac{\Delta N}{N}=\left|\frac{\Delta x}{x\ln x}\right|$$

绝对误差可根据相对误差求得，即

$$\Delta N = N\frac{\Delta N}{N}$$

三、作图方法

用作图法表示实验数据，能清楚地显示出所研究的变化规律，如极大、极小、转折点、周期性和数量的变化速率等重要性质。从图上易于找出所需数据，同时便于数据的分析比较和进一步求得函数关系的数学表达式。如果曲线足够光滑，则可用于图解微分和图解积分。有时还可用作图外推，以求出实验难以获得的量。

下面简略介绍作图方法的要点。

(1) 坐标纸的选择：通常的直角毫米坐标纸适合大多数用途。有时也用对数坐标纸，特殊需要时用三角坐标纸或极坐标纸。

(2) 坐标标度的选择：坐标纸选定后，进行正确标度，这时应注意下列问题。

(a) 通常都习惯把独立变量选为横坐标。至于两个变量中何者为独立变量，多

数情况取决于实验方式。例如，测定温度与比热容之间的关系是按照预定的温度进行测定的，则温度就是独立变量。

(b)所选定的坐标标度应便于能很快从图上读出任一点的坐标值。通常应使单位坐标格子所代表的变量为简单整数(选为 1、2、5 的倍数，不宜用 3、7、9 的倍数)。若无特殊需要(如直线外推求截距)，就不必以坐标原点作标度起点，可从略低于最小测量值的整数开始，这样才能充分利用坐标纸，使作图紧凑，同时读数精度也得到提高。图 1-1 和图 1-2 中的(a)代表正确的作图法，(b)代表错误的作图法。

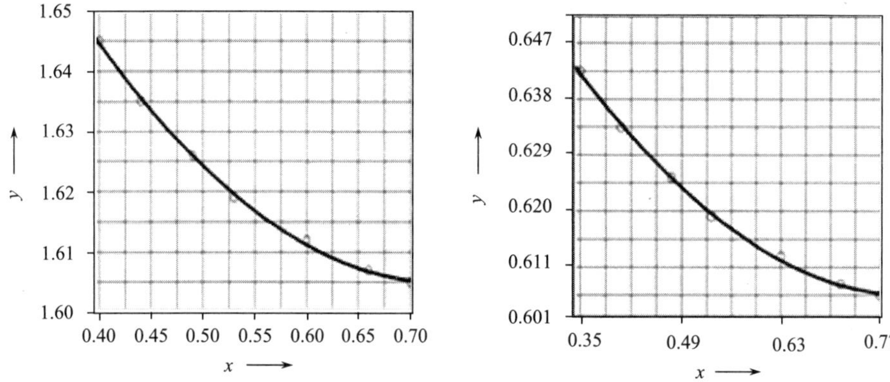

(a) 正确作图　　(b) 错误作图

图 1-1　坐标纸作图示意横轴选择 Ⅰ

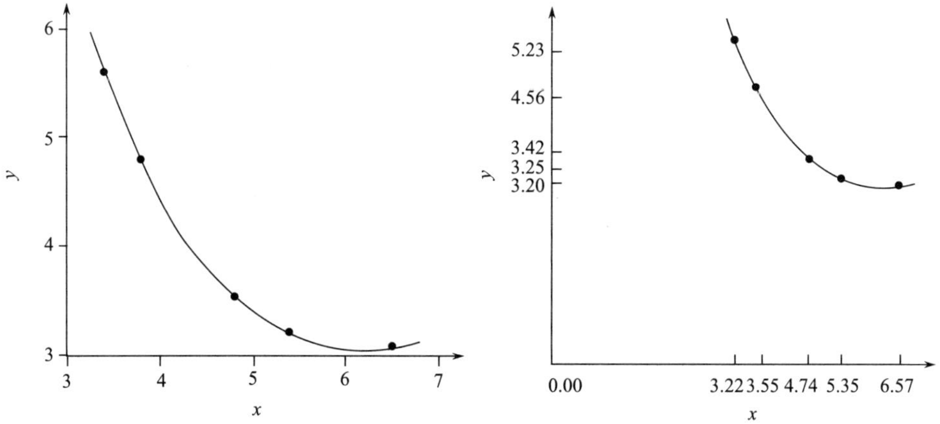

(a) 正确作图　　(b) 错误作图

图 1-2　坐标纸作图示意横轴选择 Ⅱ

(c)坐标比例尺的选择，应使变量的绝对误差在图上相当于坐标的 0.5～1 个最小分度。例如，以$\pm\Delta x$、$\pm\Delta y$ 分别表示两个变量的绝对误差，则$\pm\Delta x$ 和$\pm\Delta y$

在毫米坐标纸上等于 1～2 mm，因此点的大小也约为(±Δ*x*)(±Δ*y*)大小矩形的面积。

比例尺选择不当，还会使曲线变形，甚至由此得出错误的结论。例如，按下列 *x* 与 *y* 的关系作图，由于纵轴比例尺及其测量误差不同，可以作出图 1-3～图 1-6 的几种曲线形式。

x：1.0；2.0；3.0；4.0。

y：8.0；8.2；8.3；8.0。

从表面看来，图 1-3 中的 *y* 似乎不随 *x* 而变，而从图 1-6 可以看出当 *x*=3 时有明显的极大值。现在来考察作图精度是否与测量精度吻合的问题。

当 *y* 的测量精度是 Δ*y*=±0.2，*x* 的测量精度是 Δ*x*=±0.05，从图 1-3 纵轴可以确定出±0.2 个单位，横轴可以确定出±0.05 个单位，因此测量和作图的精度是吻合的，而 *y* 以如此低的精度进行测量，显然不能揭示 *x* 与 *y* 之间的变化规律。

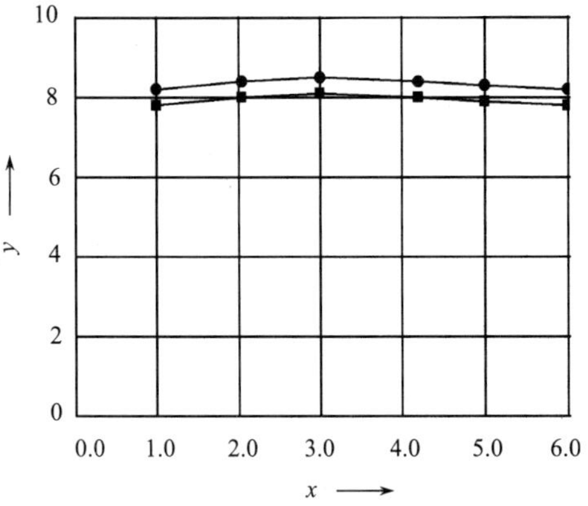

图 1-3　纵轴选择Ⅰ

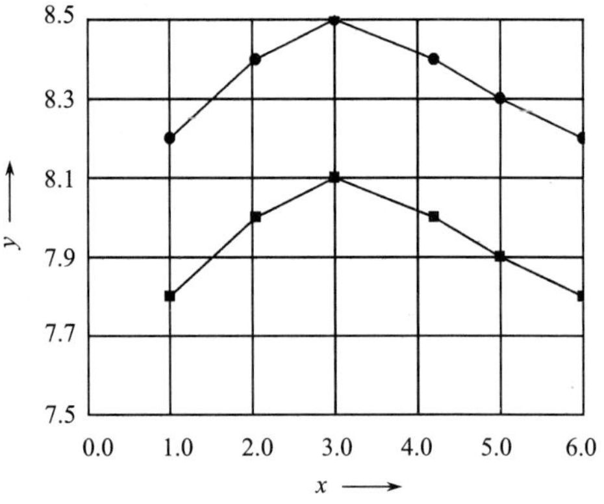

图 1-4　纵轴选择Ⅱ

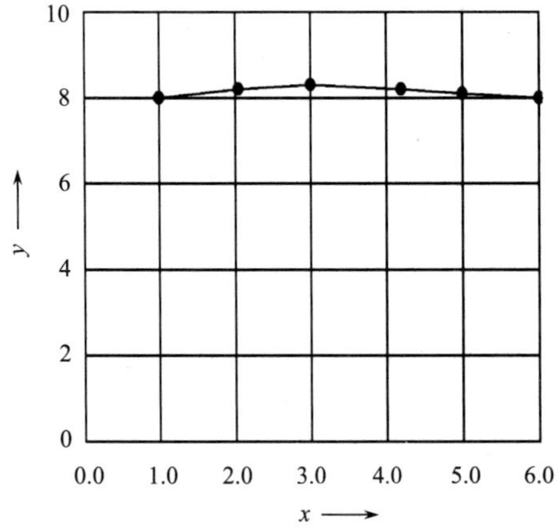

图 1-5　纵轴选择Ⅲ

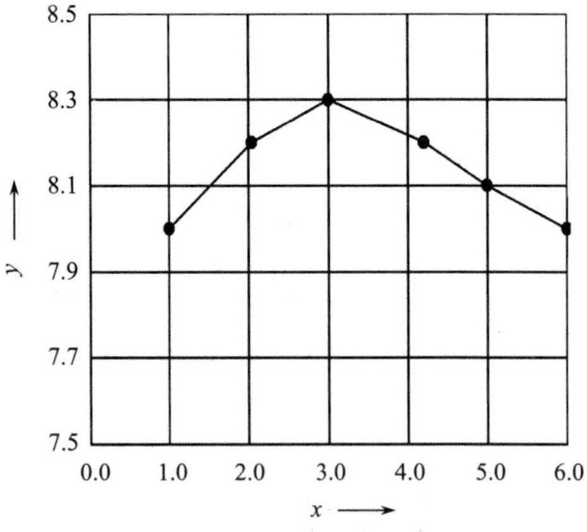

图 1-6　纵轴选择Ⅳ

但如果将纵轴的作图精度提高，绘成图 1-4 的形式，则由于测量误差过大，单凭提高作图精度，其后果是测量点在图上的位置极不确定，因此无法连成曲线。

如果 $\Delta y = \pm 0.02$，而 x 的测量误差仍是 $\Delta x = \pm 0.05$，则从图 1-5 的纵轴难以读出 $\pm \Delta y$ 的数值，显然 y 轴的读数精度与测量精度不符，当采用图 1-6 的比例尺后，x 与 y 之间的规律就能清楚地显示出来。

采用上述方法作图有时会使图纸过于庞大，以至于不便使用和读数，实际作图时坐标尺寸有所缩小，但对通常的实验来说，图纸也不能小于 10 cm×10 cm。

(3) 在作图过程中有时发现有个别远离曲线的点，若没有根据判定 x 与 y 在这一区间有突变存在，则只能认为是疏失误差。如果检查计算未发现错误，又不能重做实验来进行验证，则绘制曲线时忽略此点。如果重做实验仍然得到同一结果，就应引起重视，并在这一区间重复进行较仔细的测量。通常对于有规律的平滑曲线可不必取过多的点，但在曲线的极大、极小和转折处应多取一些点，才能保证曲线所表示的规律是可靠的。

(4) 曲线应尽可能贯穿大多数点，使处于光滑曲线两边的点数约各占一半，这样的曲线就能近似地代表测量的平均值。绘制曲线可用曲线板或曲线尺，要尽可能使其光滑。点可用△、×、●、○、⊙等不同符号表示，且必须在图上明显地标出。点应有足够的大小，它可粗略地表明测量误差范围。作图时先用铅笔轻轻标绘，然后用墨水复绘，待墨水干后将铅笔线擦掉。每个图应有简明的标题、纵横轴所代表的变量名称及单位、作图所依据的条件说明等。如果数据取自文摘手册，应注明来源、作者及日期等。

(5) 直线是曲线中最易作的线，用起来也最方便。为了使函数关系能在图上表示成直线，常可将某些函数直线化。直线化就是将函数 $y=f(x)$ 转换成线性函数。要达到这个目的，可选择新的变量 $X=\phi(x,y)$ 和 $Y=\varphi(x,y)$ 代替变量 x 和 y，以便得出直线方程式：$Y=A+BX$。

第三节　医学化学实验基本技能训练项目及要求

实验基本技能训练项目及要求见表 1-1。

表 1-1　实验基本技能训练项目及要求

序号	训练项目	主要内容及要求
1	常用玻璃仪器的洗涤	(1) 用自来水刷洗。如果洗不净，用毛刷沾洗涤液刷洗，然后用自来水洗净； (2) 用少量蒸馏水淋洗两三次； (3) 使用完毕后，用自来水洗净

续表

序号	训练项目	主要内容及要求
2	托盘天平	(1)使用前应检查天平是否平衡，若不平衡，要通过转动调节螺丝调平； (2)药品不能直接放在盘中； (3)会使用砝码进行称量； (4)称量完毕，天平应复原
3	分析天平的使用	(1)使用前应检查天平的水平状态和零点位置； (2)取放物品后和读数时，要关闭天平门； (3)及时记录； (4)称量完毕，注意清理天平托盘上的残余药品，并复原
4	滴定管的使用	(1)检查滴定管是否漏水，酸式滴定管活塞处涂抹凡士林； (2)需用少量被装溶液淋洗两三次； (3)会排出口管中的气泡； (4)出口管尖端不能留有液滴； (5)会用左手正确控制活塞或橡胶管中的玻璃球，逐滴滴出溶液
5	移液管的使用	(1)需用少量被量取的溶液淋洗两三次，干燥且洁净的移液管可以直接使用； (2)正确吸取溶液：①用食指堵住管口；②溶液不得吸入洗耳球中
6	容量瓶的使用	(1)使用前检查瓶塞塞紧后是否漏水； (2)会稀释恰至刻度； (3)按正确方法摇匀
7	分光光度计的使用	(1)会选择最佳吸收波长； (2)在比色管中稀释至刻度线并摇匀； (3)正确使用比色皿：①手指只能拿住毛面；②需用被装液淋洗两次；③溶液装至比色皿的2/3；④外壁要干，投射面要净； (4)会调零：将暗箱盖打开后，调至T=0； (5)会用参比溶液调百：合上暗箱盖调至T=100%，A=0； (6)调百及读出读数后，及时打开暗箱； (7)会正确读数
8	称量瓶的使用	(1)用纸条和小纸片拿取瓶及瓶盖； (2)将瓶口稍向下倾斜，轻敲，缓缓倒出药品； (3)称量瓶只能放在干燥器中或天平托盘上； (4)称量完毕后，将瓶放回原处
9	干燥器的使用	(1)磨口边缘应涂抹凡士林； (2)一手扶干燥器，一手沿水平方向缓缓推开盖子； (3)打开后，盖子的磨口面向上放置； (4)取放物品后，及时将盖子平推盖严
10	溶液的配制	(1)会配制近似浓度的溶液； (2)会无损失地转移溶液； (3)会稀释、摇匀； (4)会配制标准溶液和标定
11	酸度计的使用	(1)会正确安装电极； (2)会调零； (3)会用标准pH溶液定位； (4)会正确读数

续表

序号	训练项目	主要内容及要求
12	折光仪的使用	(1)使用前应擦洗上下镜面； (2)镜面放平后，滴加样品，样品必须均匀地充满上下镜面之间； (3)会调节明暗界线，消除彩带，并将清晰的明暗界线调至十字交叉点； (4)会正确读数； (5)使用完毕后擦洗干净上下镜面
13	旋光仪的使用	(1)会调节零度视场； (2)正确使用测定管(或测试槽)：①手指拿毛面；②需用被装液淋洗两次；③溶液装至测试槽的3/4处，如果是测定管，则管中的液体不能有气泡(液面应高出旋光测定管中少许，轻盖玻璃盖，旋紧螺丝)；④外壁要干，投射面要净； (3)会正确读数
14	常压蒸馏和沸点测定	(1)按顺序正确安装仪器； (2)装料(勿进入支管)，加热至沸后，将温度计安装在合适的位置上，检查各连接处是否漏气； (3)冷凝管下端进水口应向下方，上端出水口应向上方； (4)先通水，后加热，停止蒸馏时，先停止加热后停水； (5)会正确记录馏出液沸点； (6)冷却后，正确拆卸仪器
15	回流	(1)按顺序正确安装仪器； (2)连接处应严密； (3)冷凝管下端进水，上端出水； (4)先通水，后加热，回流完毕后，先停止加热，后停水； (5)正确拆卸仪器
16	纸层析	(1)正确取层析纸，在距下端2～3 cm处点样，样点直径为0.2～0.3 cm； (2)样点风干后，将层析纸垂直挂在缸内，样点须在液面上1 cm，纸不能靠缸壁； (3)盖严缸盖后，待展开剂上升到所需高度时取出纸并画出展开剂前沿位置； (4)层析纸烘干后，均匀地喷上显色剂溶液，再微热至出现明显色斑； (5)会计算比移值，取两位小数
17	熔点的测定	学会用毛细管测定固体有机物的熔点： (1)会制备熔点管，毛细管外径1～1.2 mm，长40～50 mm，封口要严且薄； (2)会填装药品：样品应均匀、紧密地填装在管底，高度2～3 mm； (3)会正确安装仪器，注意：①熔点管在温度计上的位置；②温度计在b形管中的位置；③加热时火焰的位置； (4)会控制浴液升温速度，当加热到接近样品熔点时，温度上升速度必须缓慢而均匀； (5)会观察并正确记录样品的熔点或熔程(必须重复测定两三次)； (6)重复测定时必须用新的熔点管装样
18	萃取	学会正确使用分液漏斗进行溶液中物质的萃取： (1)检查漏斗：盖子与旋塞是否严密，会在活塞处涂凡士林； (2)装液后能正确地进行振摇和放气操作； (3)静置分层后能正确地分离上、下两层液体。静置时使盖子上的凹缝对准漏斗口颈部的小孔，以便与大气相连。液体分层后，下层液体从旋塞放出，上层液体从上口倒出

续表

序号	训练项目	主要内容及要求
19	水蒸气蒸馏	(1)会正确安装水蒸气蒸馏装置； (2)知道什么情况下关闭和开启 T 形管下端的螺旋夹，加热水蒸气发生器；水沸腾后当有水蒸气从 T 形管的支管冲出时旋紧夹子；让水蒸气通入瓶中；在操作过程中发现不正常现象时，如安全管中水柱上升失常、烧瓶中液体发生倒吸等，都应立即打开夹子，使之与大气相连； (3)知道一般蒸馏到什么程度时结束蒸馏； (4)停止蒸馏时，先打开夹子，再移去热源，然后按装置图，从右向左顺次拆卸仪器装置
20	薄层层析	(1)正确拿取薄层板：应拿取薄层板一端的侧面； (2)点样：在距下端 2～3 cm 处画刻度后点样，样点直径为 0.2～0.3 cm，每样点间隔距离约 1.5 cm； (3)样点风干后，将薄板点样一端放入层析槽中，倾斜角度为 15°～20°，样点在液面上约 1 cm，薄板不能靠槽壁； (4)盖严槽壁，待展开剂上升至板约 3/4 高度时取出薄板并画出展开剂前沿位置； (5)薄板烘干后，均匀地喷上显色剂溶液，再微热到出现明显的斑点； (6)会计算比移值，取两位小数

第四节　实验室基本仪器简介

实验室基本仪器简介见表 1-2。

表 1-2　实验室基本仪器简介

仪器	规格	一般用途	使用注意事项
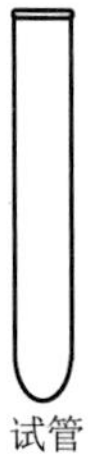 试管	以直径(mm)×长度(mm)表示，如 15×150、10×75。分硬质、软质试管	少量试剂的反应容器，便于操作和观察	(1)可直接加热，但加热后不能骤冷； (2)加热时管口不能对人
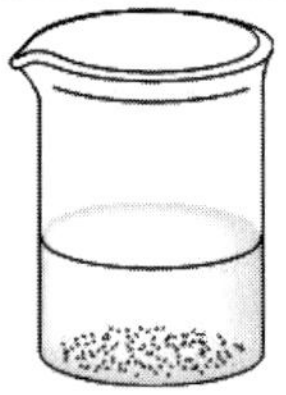 烧杯	以容积(mL)表示，如 1000、600、400、250、100、50(只表示其容量的 4/5)	反应物较多时作反应容器和配制溶液用	(1)加热时应置于石棉网上； (2)使用时勿使温度剧烈变化

续表

仪器	规格	一般用途	使用注意事项
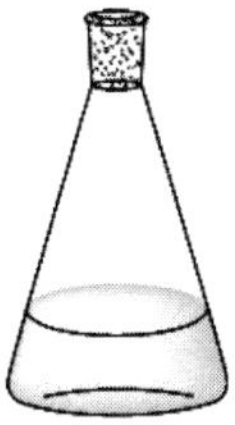 锥形瓶	以容积(mL)表示，如 500、250、150	反应容器，适用于滴定操作，振荡方便	(1) 加热时应置于石棉网上；(2) 使用时勿使温度剧烈变化
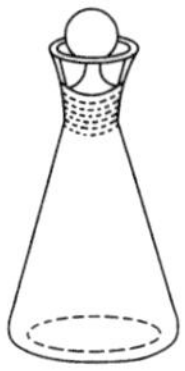 碘量瓶	以容积(mL)表示，如 500、250	用于碘量法	滴定时打开塞子，用蒸馏水将瓶口及塞子上的碘液洗入瓶中
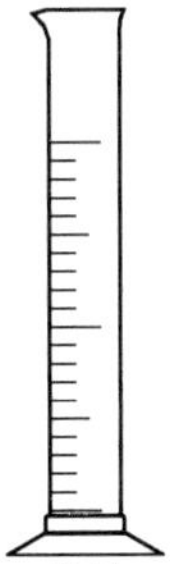 量筒	以所能量度的最大容积(mL)表示，如 1000、500、250、100、50、10、5	粗略量取一定体积的溶液	(1) 不能加热或烘烤；(2) 不能作反应容器
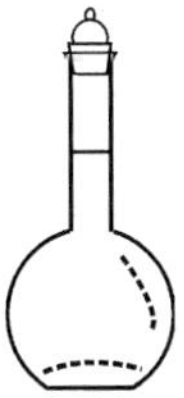 容量瓶	以容积(mL)表示，如 1000、500、250、100、50、25、10	配制准确组成量度的溶液	(1) 不能加热；(2) 瓶塞与瓶要保持原配，不要互换
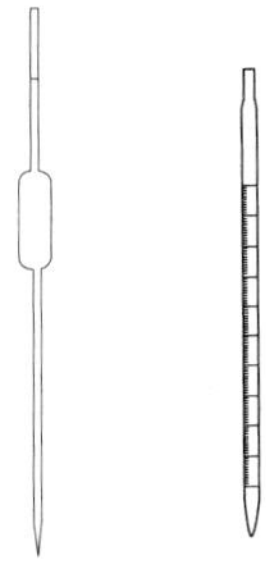 (a) 移液管　(b) 吸量管	以所量的最大容积(mL)表示，如 25、10、5、2、1	准确量取一定体积的液体	不能直接加热

续表

仪器	规格	一般用途	使用注意事项
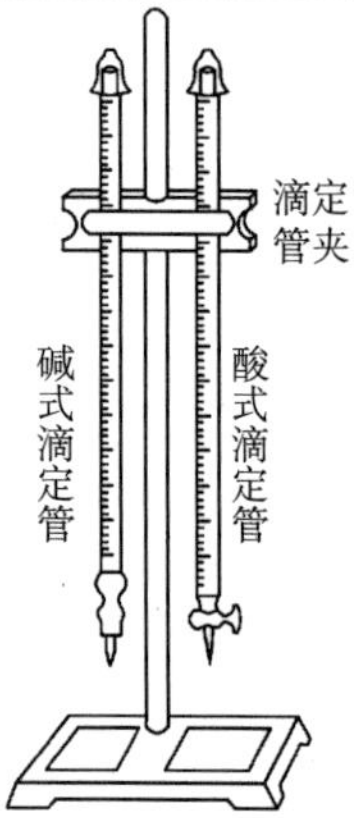 铁架台 滴定管	以容积(mL)表示，如50、25。有无色和棕色	准确分析中用于准确测量放出液体的体积	碱式滴定管不可装能与橡胶起反应的物质，如 $KMnO_4$、$AgNO_3$ 等。酸式滴定管不能装碱性物质，二者不能混用
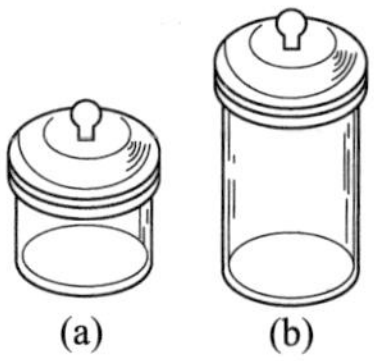 (a)矮型称量瓶 (b)高型称量瓶	以外径 *X*(mm)表示，有矮型和高型	准确称取一定量的固体	(1)不能直接加热； (2)烘烤时应打开瓶盖； (3)瓶和瓶盖要保持原配，不能互换
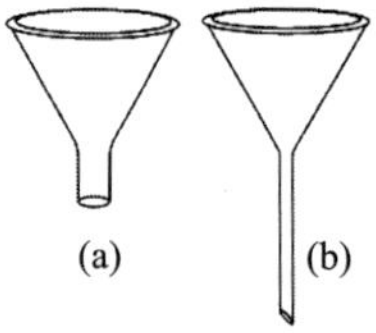 (a)普通漏斗 (b)长颈漏斗	以口径(mm)表示，分普通漏斗和长颈漏斗	过滤用。长颈漏斗多用于定量分析	不能直接加热
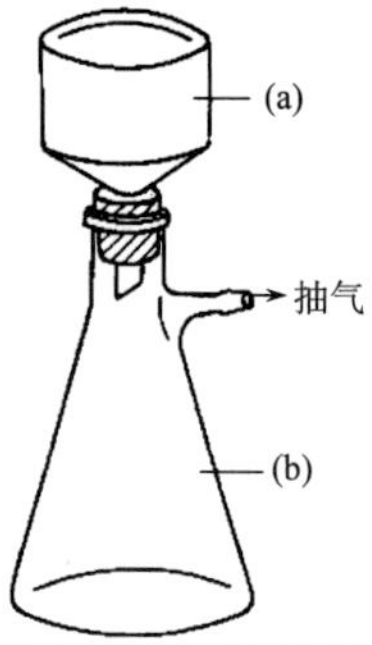 (a)布氏漏斗 (b)吸滤瓶	布氏漏斗(a)，瓷质，以直径(mm)表示； 吸滤瓶(b)，玻璃质，以容积(mL)表示，如500、250	利用水泵或真空泵降低吸滤瓶中压力，吸滤较大量的固体以分离沉淀	(1)滤纸要略小于漏斗内径； (2)先开水泵后过滤，滤毕先分开水泵与吸滤瓶连接处，后关水泵

续表

仪器	规格	一般用途	使用注意事项
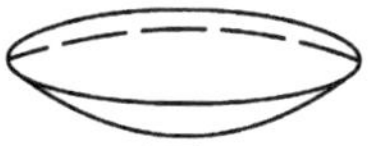 表面皿	以直径(mm)表示，如 60、75、120	盖漏斗、烧杯或蒸发皿	(1)不能直接加热； (2)直径应比所盖容器稍大
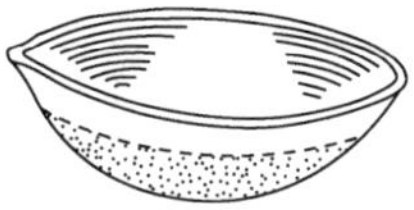 蒸发皿	以容积(mL)表示，如 100、125，一般为瓷质	蒸发液体用	(1)高温时不再骤冷； (2)蒸发液体时通常需放在石棉网上
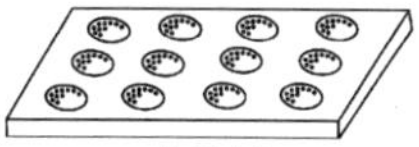 点滴板	瓷质，分 12 凹穴、9 凹穴、6 凹穴等。有白色和黑色	用于点滴反应及不需分离的沉淀反应，尤其是显色反应	白色沉淀用黑色板，有色沉淀用白色板
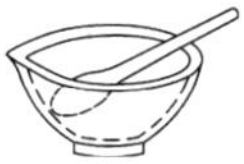 研钵	以口径(mm)大小表示，分瓷质、玻璃、玛瑙等	研磨固体物质	(1)不能作反应容器； (2)不能敲击，只能研磨
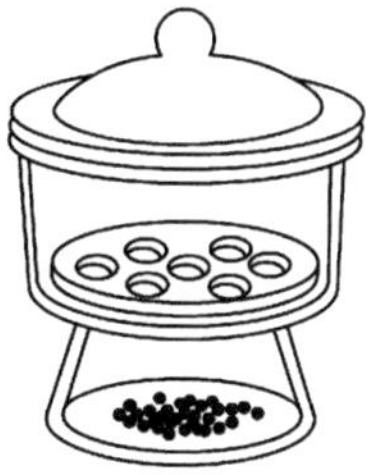 普通干燥器	以外径(mm)表示，分普通干燥器和真空干燥器	存放物品，避免物体吸收水汽，或将灼烧过的坩埚置于其中冷却	(1)灼热物体应稍冷后再放入； (2)干燥剂应按时更换； (3)防止盖子滑动打破
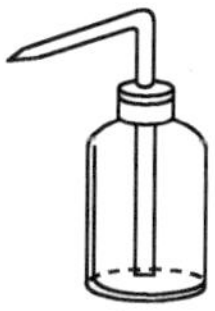 洗瓶	以容积(mL)表示，如 500、250。质料有玻璃、塑料等	用蒸馏水淋洗沉淀或容器	塑料洗瓶不能加热
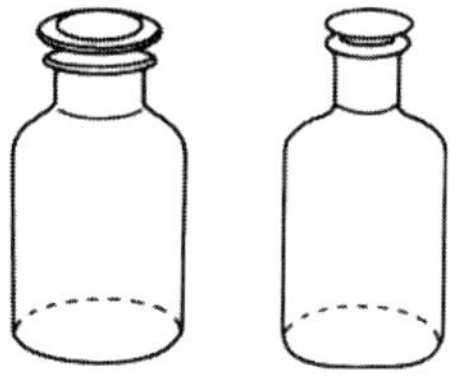 (a) 广口　(b) 细口 试剂瓶	以容积(mL)表示，如 1000、500、250。分无色和棕色。质料为玻璃或塑料	细口瓶装液体试剂，广口瓶装固体试剂	(1)不能加热； (2)装碱时用橡胶塞； (3)见光易分解的用棕色瓶； (4)磨口瓶塞要保持原配

续表

仪器	规格	一般用途	使用注意事项
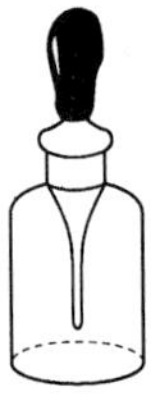 点滴瓶	以容积(mL)表示，如 125、60、30，分无色和棕色	盛放需滴加的液体试剂	同上
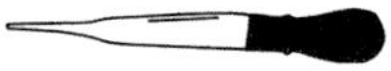 滴管	由尖嘴玻璃管与橡胶乳头构成	吸取或滴加少量试剂。毛细滴管用于分离沉淀时吸取沉淀上层少量清液	(1) 使用或放置时不可倒立； (2) 防止尖端污染或折断
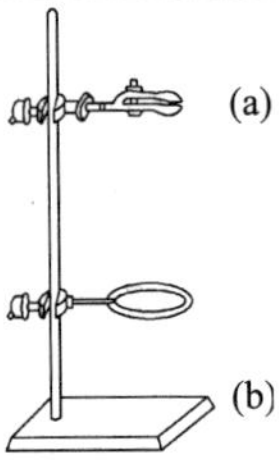 (a) 铁夹 (b) 铁台	铁制	固定或放置反应容器	
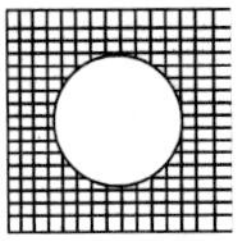 石棉网	由铁丝编成，中间涂有石棉	盛放玻璃容器进行加热，使物体受热均匀	不能与水接触
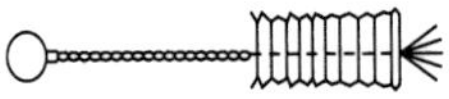 毛刷	以大小及用途表示，如试管刷、滴定管刷	洗涤玻璃仪器用	(1) 不能接触铬酸洗液； (2) 小心刷子顶端铁丝戳破玻璃仪器
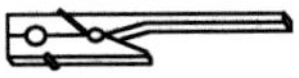 试管夹	以木、竹或铁丝制成	加热时夹试管用	
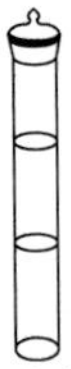 比色管	用同质料同直径玻璃管制成，在一定准确体积处有刻度(mL)，如 50、25	用于配制一定体积的有色液或直接进行比色	保护管壁，勿使摩擦或污染影响透光
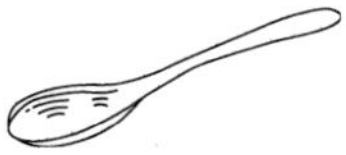 药匙	由牛角、瓷质、塑料等制成	取固体试剂用	取用一种试剂后，必须洗净擦干后才能取另一种试剂

第二章　化学实验基本操作

第一节　仪器的洗涤和干燥

化学实验中使用的各种玻璃仪器是否干净，常影响实验结果的准确性。清洁的玻璃器皿，表面可被水完全湿润，当把仪器倒过来时，器壁上只留有一层薄而均匀的水膜而不挂水珠。

一般玻璃仪器，如烧杯、试管、锥形瓶等，可先用自来水或试管刷刷洗去除尘土、不溶性或可溶性固体物质；然后用刷子蘸取洗衣粉、去污粉、肥皂液等刷洗，清除油污和有机物质；若仍洗不干净，可用热的碱液刷洗，然后用自来水冲洗干净。称量瓶、洗瓶或某些精密量器如吸量管、容量瓶、滴定管等，可用合适的洗涤液淌洗，以免容器内壁受机械磨损而影响其测量的准确度。

常用的洗液是用浓硫酸和重铬酸钾配制而成的铬酸溶液，它具有很强的氧化性，对油污和有机物质的去污能力很强，但六价铬对人体是有害的。使用时向容器中加入少量洗液，倾斜并慢慢转动仪器，使洗液湿润容器内壁，转几圈后把洗液倒回原瓶中。淌洗过的仪器，第一次用少量自来水冲洗，并将冲洗液倒入废液缸中，然后用自来水洗净仪器。要注意防止洗液灼伤皮肤或毁坏衣物。

用自来水洗净的仪器，需再用少量蒸馏水洗两三次，以洗去自来水中的 Ca^{2+}、Mg^{2+}、Cl^-等离子。

洗净的仪器可倒置在仪器架上自然晾干，也可沥去残水后，仪器口向下放入电烘箱或红外灯干燥箱中烘干；表面皿等仪器还可以放在石棉网上用小火烤干；试管可以用试管夹夹住直接在灯焰上烤干(管口向下，待底部干燥后再把管口朝上赶尽水汽)。

带刻度的量器不可用加热的方法干燥，以免影响仪器的准确性。可在仪器内加入少量易挥发且能与水混合溶解的有机溶剂(如乙醇与丙酮等体积混合物等)，转动仪器使其与器壁上的水相混合，倒出混合液晾干或用电吹风加速干燥，急用的体积小的仪器也可用此法干燥。

第二节　加　　热

实验室中常用加热的方法加快化学反应速率，如蒸发浓缩、保温、溶解、蒸馏、消毒杀菌等。应根据实验性质和所用仪器选择适当的加热工具和加热方法。

一、加热工具

1. 酒精灯

酒精灯(图 2-1)用于温度不太高的实验。点燃灯芯时须用火柴，绝不能用另一个燃着的酒精灯来点火。熄灭灯焰时应将灯罩盖上，切不可用嘴吹。

添加酒精时也可用同样的方法使火焰熄灭后通过小漏斗添加酒精。不用时必须将灯罩盖好，以免酒精挥发。

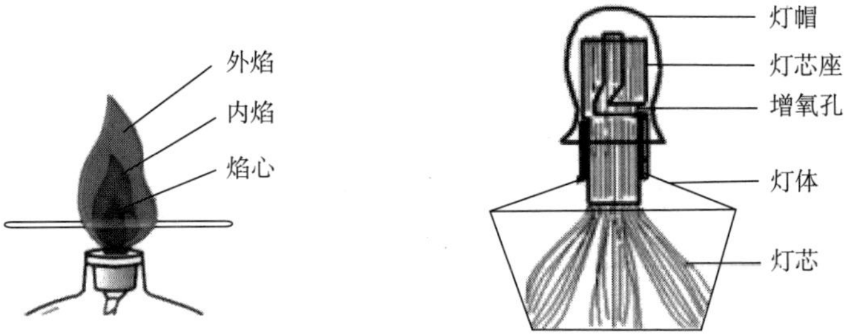

图 2-1　酒精灯

2. 煤气灯

煤气灯(图 2-2)是实验室常用的加热工具。它包括一个灯座和一个灯管，煤气通过灯座侧面的小喷嘴导入灯内，并由灯座下面的螺旋针控制煤气进入量；灯管下部的圆孔为空气入口，转动灯管可调节空气进入量。点燃煤气灯时，应先关闭空气入口，划着火柴后开启煤气龙头，然后旋转灯管调节空气进入量，使火焰在灯管顶端燃烧，火焰内部呈蓝色圆锥体而火焰外层则几乎是看不见的圆锥体。若火焰发黄色光，就应加大空气进入量；若空气进入量过大，则产生“侵入”火焰，即煤气在灯管内空气入口处燃烧而灯管口火焰消失或仅出现一条细长的火焰，灯管被燃得很热，这时必须立即把煤气关闭，待灯冷却后重新进行调节。煤气灯用毕，关闭煤气管阀门即可熄灭，不能用嘴吹。

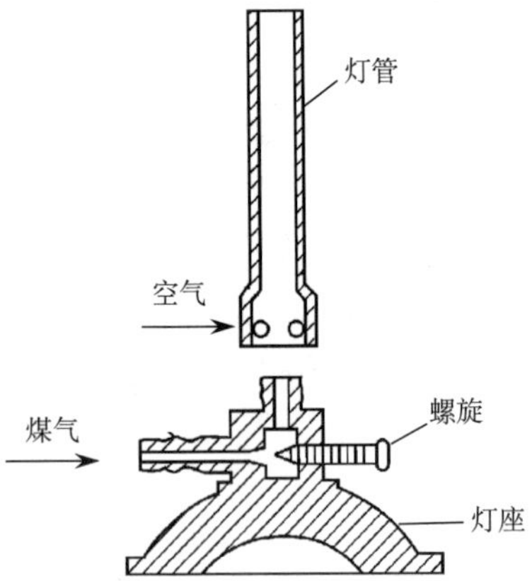

图 2-2　煤气灯

3. 电炉和电热套

电炉[图 2-3(a)]用于加热盛于器皿中的液体，低沸点液体宜用密封电炉或电热板。使用时电源电压应与电炉本身规定的电压相符；加热容器不要接触电炉丝，以防触电；玻璃器皿和电炉之间要加一块石棉网，使受热均匀。

电热套[图 2-3(b)]是包有电热丝的半球形玻璃纤维织物夹套，用于加热圆底烧瓶等圆底容器，加热温度可通过调节外电阻加以控制。

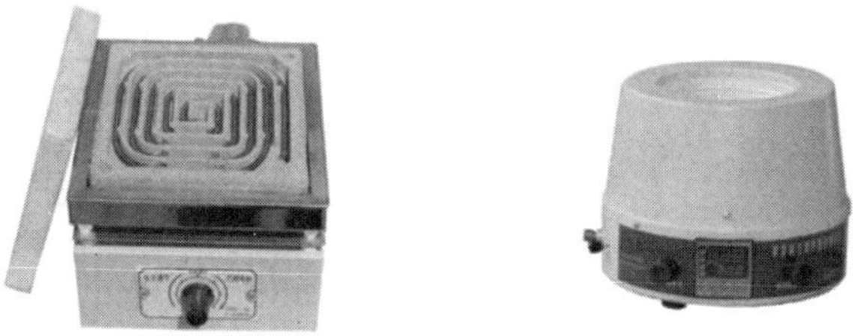

(a)　　(b)

图 2-3　电炉(a)和电热套(b)

二、加热方法

(1)直接加热：实验室常用的受热仪器有试管、烧杯、烧瓶、蒸发皿、坩埚等。这些仪器骤冷时易破裂，因此直接加热前应擦干容器外壁；加热液体时体积一般不应超过容器的一半；烧杯、烧瓶、锥形瓶等加热时应放在石棉网上。用试管加热液体时，应用试管夹夹住试管上部，先加热液体的中上部，然后加热下部并不时上下移动使其受热均匀，以免液体暴沸从管口喷出，注意试管口不能对人。高温加热液体时应用坩埚(图 2-4)，夹取坩埚时要用坩埚钳，灼烧的坩埚要放在石棉网上。

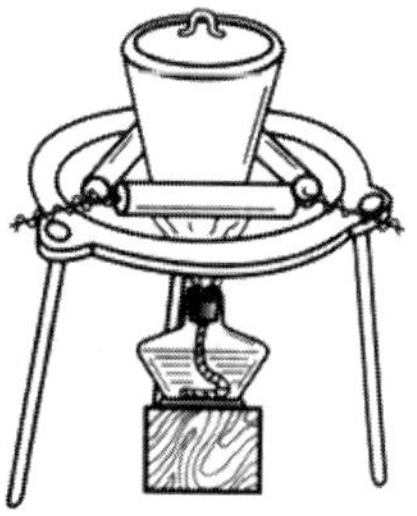

图 2-4　坩埚加热

(2)间接加热：间接加热常用水浴、油浴、沙浴等，可以获得均匀的加热效果。水浴加热(图 2-5)适用于 100℃以下的温度。若要在 100～200℃加热可用菜油、石蜡油、硅油等代替水。温度更高时可用沙浴(图 2-6)。

(3)使用各种热浴间接加热时，应注意使热浴的液面略高于容器中的液面，同时不要使容器接触热浴底部，浴中应安装温度计。

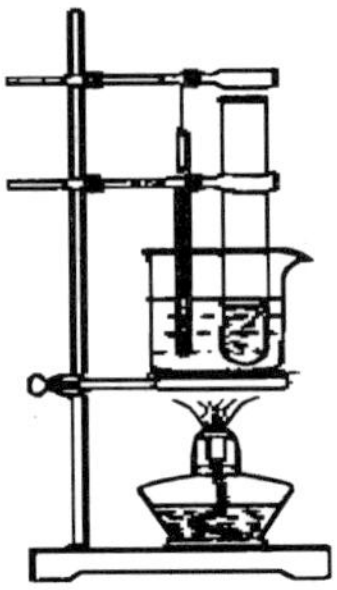

图 2-5　水浴加热

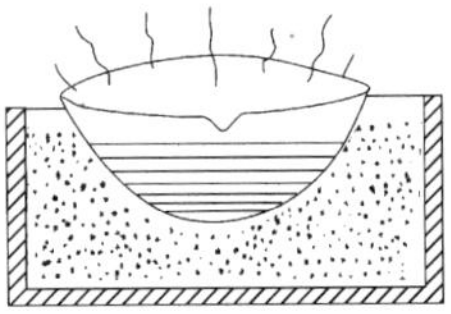

图 2-6　沙浴加热

第三节　化学试剂及其使用

根据化学试剂杂质含量多少，我国目前把试剂分为四个基本等级，见表 2-1。

表 2-1　我国化学试剂（通用试剂表）的等级

等级	一级试剂（优级纯）	二级试剂（分析纯）	三级试剂（化学纯）	四级试剂（化学试剂）
表示的符号	G.R.	A.R.	C.P.	L.R.
标签的颜色	绿色	红色	蓝色	黄色
应用的范围	精密分析及科学研究	一般分析及科学研究	一般定性及化学试剂	一般的化学制备

注：1974 年 11 月全国化学试剂工作会议决定：通用试剂按用途分为两个级别，即分析纯和化学纯，取消优级纯和化学试剂。今后制定标准时，应逐步做到这一规格化。

试剂规格的选用必须以实验要求为准，并要有相应的纯水及量器与之配合，才能发挥试剂纯度的作用。

取用试剂前，需先看清标签（名称、规格、组成量度等）；取用时应将瓶塞倒放在桌上或清洁的表面皿上；取用后应立即塞紧瓶盖。若移动试剂瓶，使用后应立即归位。取用固体试剂需用清洁干燥的药匙，液体试剂可用量筒或滴管。用量筒量取时，应左手持量筒并以大拇指指示所需体积刻度处；右手持试剂瓶（瓶签向手心），瓶口紧紧靠量筒口注入液体。用滴管将液体滴入试管时，试管应垂直，滴管口不可伸进试管中，也不可将滴管横置或倒立，若不慎取出了过多的试剂，多余的试剂应放入另一指定容器供他人使用，不能倒回原瓶，以免造成污染。取用有毒试剂时应在教师指导下进行，取用腐蚀性试剂时应防止沾到皮肤或衣服上。

第四节　溶解和结晶

一、溶解

溶解通常在烧杯中进行。溶解时将一定量的溶质(固体颗粒太大时需先研细)放入烧杯，通过玻璃棒将一定量的溶剂沿杯壁注入杯中，用玻璃棒搅拌使其溶解完全(图 2-7)。对溶解时会产生气体的物质，应先用少许水将其润湿成糊状，用表面皿盖好烧杯。再用滴管沿杯嘴缓慢加入试剂，最后用少量溶剂淋洗表面皿并注入烧杯。某些物质可加热以加速溶解，但溶剂易燃者(如乙醇、汽油等)需在水浴中加热。

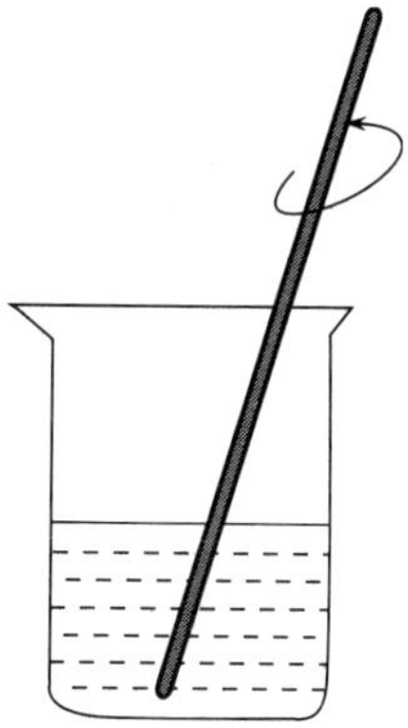

图 2-7　溶解

二、结晶

结晶是提纯固体物质的重要方法之一。通常通过蒸发浓缩使部分溶剂逸去，溶液过饱和而析出晶体；有时也用降低温度使溶液冷却过饱和而析出晶体。

蒸发浓缩时，溶液先过滤除去杂质，后倒入蒸发皿中，倒入量不超过蒸发皿容量的三分之二，然后在石棉网上直接加热。开始时用大火，沸腾后改用小火或水浴加热，蒸发过程中应不断搅拌，防止溶液暴溅。通常当蒸发皿内液体少到盖不住析出的结晶时停止加热，时而搅拌，冷却使结晶完全析出，滤出晶体。若结晶一次所得物质纯度不合要求时，可重新用尽可能少的溶剂溶解晶体，经蒸发后进行重结晶。如果溶剂是易燃的，蒸发时必须在水浴中小心进行。

第五节　沉淀的分离和过滤

一、倾泻法

当沉淀的密度或结晶颗粒较大时，可用倾泻法分离和洗涤沉淀。方法是静置溶液，使沉淀充分沉降到容器底部，然后小心地通过玻璃棒将上层清液倾倒入另一容器中，再在沉淀中加入少量洗涤液搅拌洗涤沉淀，待充分沉降后倒出上层清液，重复数次即可洗净沉淀。

二、离心分离法

分离少量溶液和沉淀可用离心分离法。操作时将盛有溶液和沉淀混合物的离

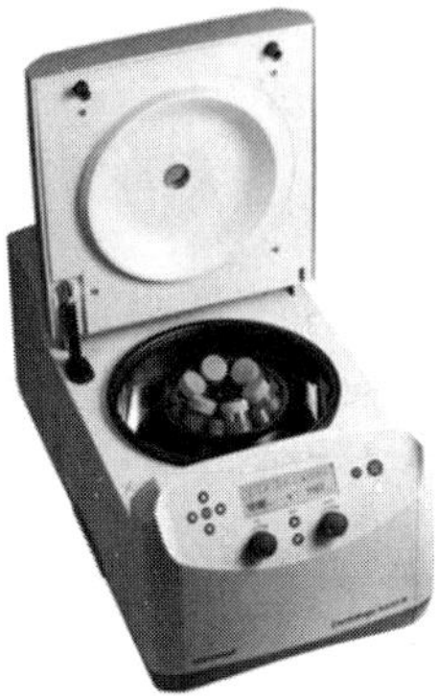

图 2-8　离心机

心管对称地放入电动离心机的金属套筒内，如果只有一支离心管中的沉淀需要分离，则应在其对位金属套管中放入盛有等体积水的离心管以维持质量均衡(图 2-8)。盖好离心盖以后，开启旋钮，逐渐旋转调速器使其转动速度由小到大，数分钟后慢慢恢复调速器到原来位置，使其自行停止，而后取出离心管，取一小滴管，先捏紧橡胶头排除空气，然后将滴管小心地插入离心管中，深度以尖端不接触沉淀为限，慢慢放开橡胶头吸出溶液，使之与沉淀分离。再在沉淀中加入洗涤液充分搅拌洗涤后离心分离。

三、过滤

过滤是分离溶液与沉淀最常用的方法。

1. 常压过滤

取一张圆形滤纸，对折再对折，在三层一面的外面两层撕去一小角，然后展开成圆锥体放入漏斗中，使滤纸与漏斗密合(若不密合可适当调整滤纸的折叠角度)，用手指按住滤纸三层的一边，用少量溶剂(水溶液或蒸馏水)润湿滤纸，并用清洁的手指轻压使其紧贴于漏斗壁上，滤纸应低于漏斗边缘 3～5 mm(图 2-9)。

将漏斗安放在漏斗架或铁环上，漏斗颈下口靠于接收器内壁，用倾泻法将上层清液通过玻璃棒对准滤纸的三层一边小心倾倒入漏斗中(玻璃棒不要碰到滤纸)，漏斗中的液面至少应低于边缘 5 mm(图 2-10)。清液流完后，用洗涤液冲下杯壁和玻璃棒上的沉淀，轻轻搅拌后，把悬浊液尽可能完全地转移到滤纸上，再用少量洗涤液将黏附于烧杯壁上的沉淀冲洗到滤纸上。

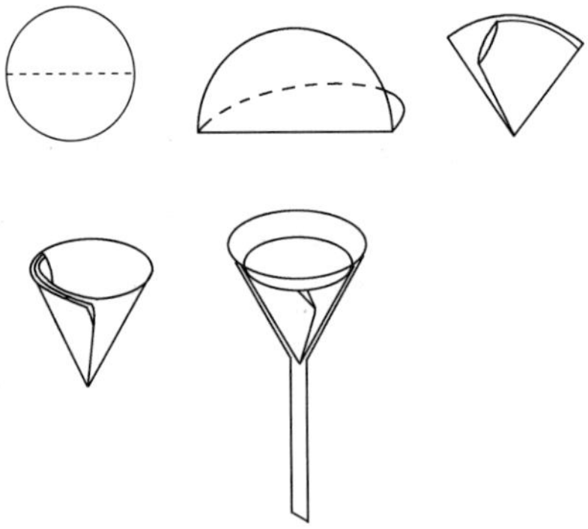

图 2-9　滤纸使用方法

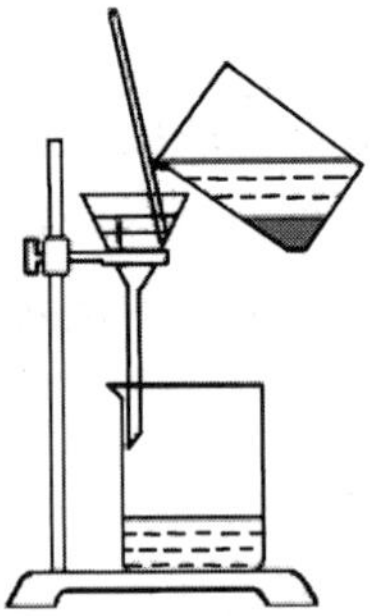

图 2-10　过滤

2. 减压过滤（抽滤）

减压过滤是利用水急剧流经水泵窄口处时，水即把空气带出而使吸滤瓶内压力减小，从而加快过滤速度，并使沉淀与母液尽量分离，易于干燥。其装置由布氏漏斗、吸滤瓶、安全瓶和水泵（或油泵）几部分构成（图 2-11）。

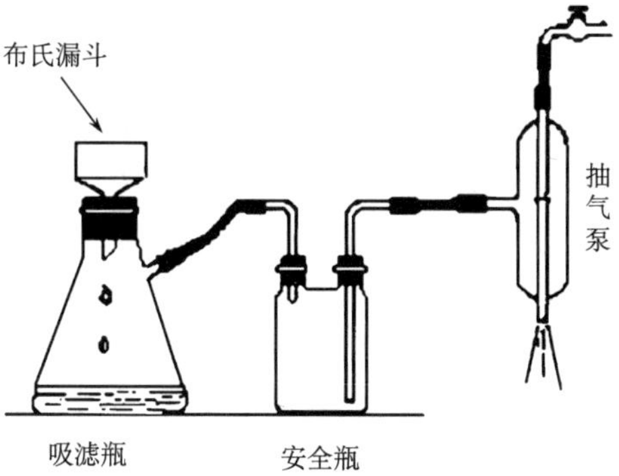

图 2-11 抽滤装置

操作时，先将特制的粗厚滤纸（或双层普通滤纸）剪成比布氏漏斗内径略小但又能盖住漏斗筛孔的圆形铺在筛板上，用少许溶剂润湿滤纸，慢慢打开自来水龙头稍微抽吸，使滤纸吸紧在漏斗上，用倾泻法将溶液沿玻璃棒倾入漏斗，同时开大水龙头，待滤液滤下后，将沉淀物转移平铺在漏斗上抽滤干。

抽滤完毕，应先将吸滤瓶和安全瓶拆开再关闭水龙头，然后加入洗涤液润湿沉淀，接好吸滤瓶与安全瓶之间的橡胶管，再将水龙头慢慢由小开大，使洗涤液透过沉淀进行洗涤。

注意胶状沉淀能透过滤纸，颗粒很细的沉淀会因减压抽吸而在滤纸上形成一层密实的沉淀堵塞滤纸孔，故都不宜用减压过滤。

3. 热过滤

为避免溶液中某种溶质在降温过程中大量析出，可以采用热过滤。操作时把玻璃漏斗放在带夹层和旁管的铜漏斗上，夹层内放热水并于旁管上加热以维持溶液的温度（图 2-12）。

过滤少量溶液时，也可以把玻璃棒漏斗先放在水浴上用蒸汽加热，然后使用。

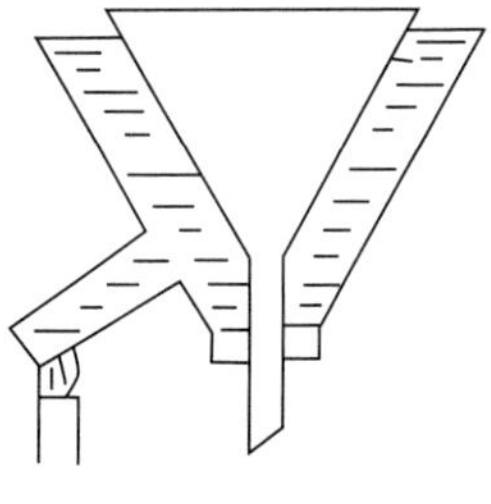

图 2-12 热过滤装置

第六节　密度计的使用

密度计是根据阿基米德定律和物体浮在液面上平衡的条件制成的，是测定液体密度的一种仪器。它是一根密闭的玻璃管，一端粗细均匀，内壁贴有刻度；另一头稍膨大呈泡状，泡内装有小铅粒或汞（图 2-13），使玻璃管能在被检测的液体中竖直地浸入足够的深度，并能稳定地浮在液体中，也就是当它受到任何摇动时，能自动地恢复成垂直的静止位置。当密度计浮在液体中时，其本身的重力与它排开液体的重力相等。于是在不同的液体中浸入不同的深度，所受到的压力不同，密度计就是利用这一关系工作的。常用的密度计有两种，一种用来测量相对密度大于 1 的液体的密度，称为“重表”；另一种用来测量相对密度小于 1 的液体的密度，称为“轻表”。应注意要根据液体的相对密度大于 1 还是小于 1 选用密度计。

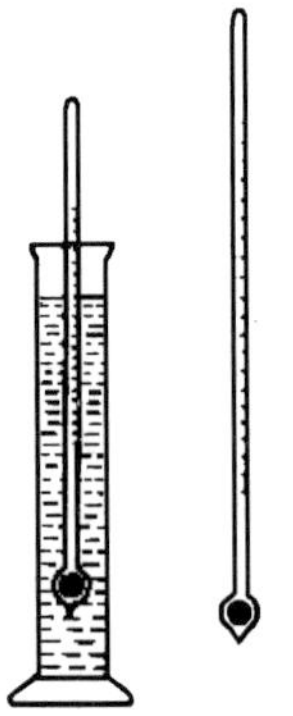
图 2-13　密度计

使用时，将清洁干燥的高型玻璃筒或大量筒放在试剂台上，将被测液体注入量筒中，然后根据事先估计的被测液体密度的大致范围选用相应刻度的密度计。手持清洁干燥的密度计上端，慢慢地插入液体至深部（不可突然坠入，以免打破密度计），小心地放开手使密度计自动上浮，注意不要使密度计与量筒底及量筒壁接触。等完全稳定后，读出液体表面所示密度计刻度，即为液体的密度。用完密度计后，需洗净擦干，放回盒内。

第七节　干燥器的使用

干燥器（见表 1-2“普通干燥器”）是用来保持物品干燥的仪器，它由厚质玻璃制成。规格以外径（mm）大小表示。可分为普通干燥器和真空干燥器。

使用时，根据干燥对象的不同，在干燥器底部放入适当的干燥剂（如硅胶、碱石灰等），被干燥物品放在干燥器内圆孔瓷板上面。打开干燥器时，不应把盖子往上提，而应手扶干燥器，将盖子小心地向水平方向滑动，取放物品后应立即将盖子用同法盖好。注意被干燥物品需冷却至略高于室温后才能放入干燥器内。久存的干燥器经常打不开盖子，可用热毛巾或暖风吹化开启，不可用硬物撬开。

第八节　托盘天平的使用

托盘天平(图 2-14)依据杠杆原理制成，在杠杆的两端各有一小盘，一端放砝码，另一端放要称量的物体，杠杆中央装有指针，两端平衡时，两端的质量(重量)相等。托盘天平是一种常用衡器，精确度不高，一般为 0.1 g 或 0.2 g。荷载有 100 g、200 g、500 g、1000 g 等。

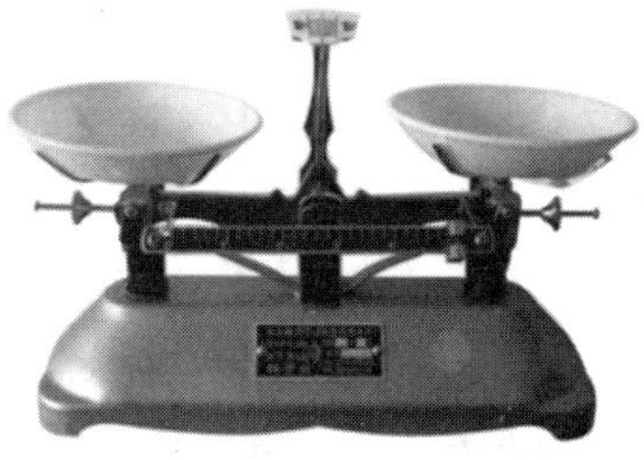

图 2-14　托盘天平

称量前，把托盘天平放置在水平的地方，游码要指向红色 0 刻度线，观察指针是否在标尺中央，若不在中央，调节平衡螺母(天平两端的螺母)直至指针对准中央刻度线(游码必须归“0”，平衡螺母向相反方向调，使用口诀：左端高，向左调)。

称量时，左托盘放称量物，右托盘放砝码。根据称量物的性状应放在玻璃器皿或洁净的纸上，事先应在同一天平上称得玻璃器皿或纸片的质量，然后称量待称物质。砝码不能用手拿，要用镊子夹取。不能把砝码弄湿、弄脏(这样会使砝码生锈，砝码质量变大，测量结果不准确)，游码也要用镊子拨动。添加砝码从估计称量物的最大值加起，逐步减小。托盘天平只能称准到 0.1 g。加减砝码并移动标尺上的游码，直至指针再次对准中央刻度线(在测物体质量时，若指针偏转一点，只移动游码即可；若偏转角度过大，先加减砝码，再调游码)。过冷或过热的物体不可放在天平上称量，应先在干燥器内放置至室温后再称量。物体的质量=砝码的总质量+游码在标尺上所对的刻度值。

称量完毕时，取下的砝码应放在砝码盒中，把游码移回零点。

第九节　玻璃量器及其使用

一、量筒

量筒是用来量取液体体积的仪器，按容量分为 10 mL、50 mL、100 mL、250 mL、1000 mL 等多种规格，实验中可根据所取液体体积选用，读数时应使视线和量筒内液体凹液面的最低点保持水平。在进行某些不需要准确量取液体体积的实验时，可根据经验来估量液体的体积。例如，1 mL 液体约相当于滴管滴出的 20 滴。

二、滴定管

滴定管是准确测量放出液体体积的仪器。一般分为两种：一种是下端带有玻璃旋塞的酸式滴定管[图 2-15(a)]，用来盛装酸性或氧化性溶液；另一种是碱式滴定管[图 2-15(b)]，用于盛装碱性溶液，它的下端连有软橡胶管，管内装有玻璃珠以控制溶液的流出，橡胶管下面再接一尖嘴玻璃管。酸式滴定管不能盛装碱性物质，因为碱性物质会腐蚀磨口玻璃旋塞，使活塞被卡死；碱式滴定管不能盛装与橡胶起反应的物质，如 $KMnO_4$、I_2、$AgNO_3$ 等。常量滴定管中最常用的容积为 50 mL 和 25 mL。其刻度精确至 0.1 mL，可估计至 0.01 mL，因此可读至小数点后第二位，一般读数误差为±0.02 mL。

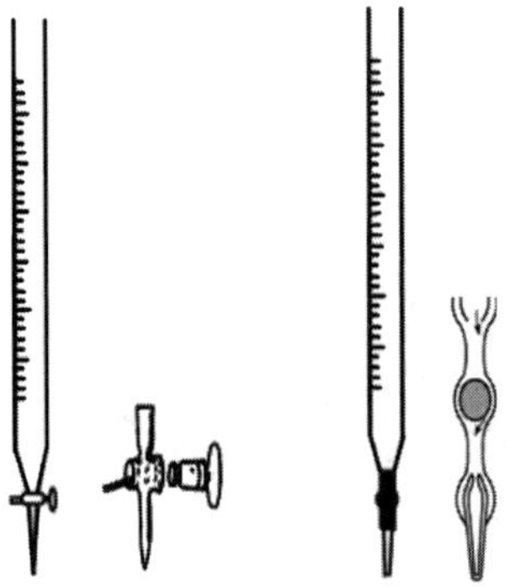

(a) 酸式　　(b) 碱式

图 2-15　滴定管

滴定管在使用前必须洗净。无明显油污的滴定管可直接用自来水冲洗；若有油污，可用肥皂水或洗衣粉浸泡；若油污不易洗净，则用铬酸洗液洗涤；若油污严重，可倒入事先温热的洗液浸泡一段时间，然后打开旋塞，将洗液放回原瓶。洗涤滴定管时应注意，不可用去污粉刷洗，以免划伤内壁，影响体积的准确度。

洗涤后要检查滴定管是否漏水、玻璃塞是否旋转自如、液滴的流出是否能够灵活控制，若检漏时发现活塞处有水渗出或漏水，则要在活塞处涂上凡士林。

涂凡士林的方法是将活塞取下，用干净的纸或布把活塞和内套壁擦干，用手指蘸少许凡士林，在活塞的大头涂一圈，再用火柴棍蘸少许凡士林在塞套内小头的一端涂一圈。然后将活塞插入塞套内，向同一方向旋转活塞，使凡士林分布均匀呈透明状态，且活塞旋转灵活(图 2-16)。涂凡士林后再检查是否漏水，若不漏则可用，否则要重新涂凡士林。

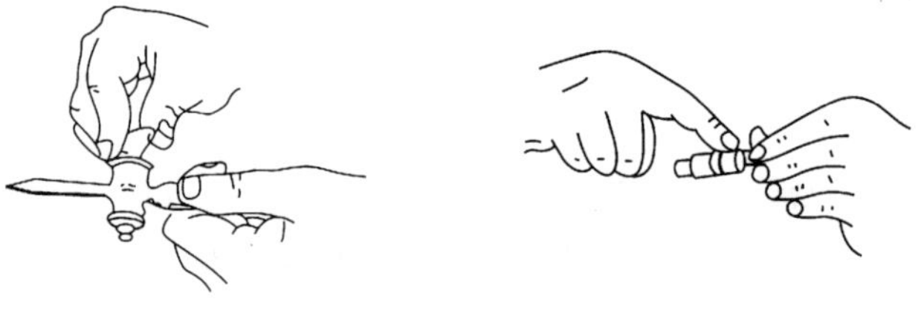

(a) 取出活塞　　(b) 涂凡士林

图 2-16　活塞涂凡士林

对碱式滴定管，若橡胶管老化变硬，或橡胶管内玻璃珠太小易引起漏水，则应更换新的，至合乎要求为止。

经检查不漏水的滴定管，用蒸馏水淌洗两三次，再用所装的滴定剂润洗滴定管，以免稀释标准液。淌洗液应从管口及滴定管下端放出以淌洗该两部分。淌洗后可装入标准溶液至“0”刻度以上，然后转动活塞使溶液迅速冲下，排出下端气泡[图 2-17(a)]；对碱式滴定管，可将橡胶管向上弯曲，用力捏挤玻璃珠的右上侧，使溶液从尖嘴喷出，以排出气泡[图 2-17(b)]。排出空气后，再调液面至“0”附近，并准确读数，此数为初读数。

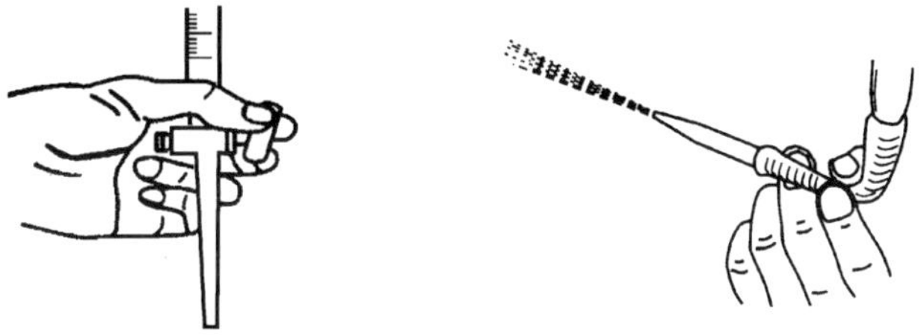

(a) 酸式滴定管逐气泡法　(b) 碱式滴定管逐气泡法

图 2-17　滴定管逐气泡法

滴定最好在锥形瓶中进行，必要时也可以在烧杯中进行。滴定操作一般用左手控制开关，使用酸式滴定管的操作如图 2-18(a)所示，左手的拇指在管前，食指和中指在管后，手指略弯曲，轻轻向内扣住活塞，手心空握，防止顶出活塞造成渗液。滴定时转动活塞，控制溶液流出速度，逐滴放出，以每秒 2～4 滴为宜。

使用碱式滴定管的操作如图 2-18(b)所示，左手的拇指在前，食指在后，捏挤玻璃珠所在部位稍上处的橡胶管，使橡胶管和玻璃珠之间形成一条缝隙，溶液即可滴出。但应注意，不能捏挤玻璃珠下方的橡胶管，否则会吸入空气形成气泡。

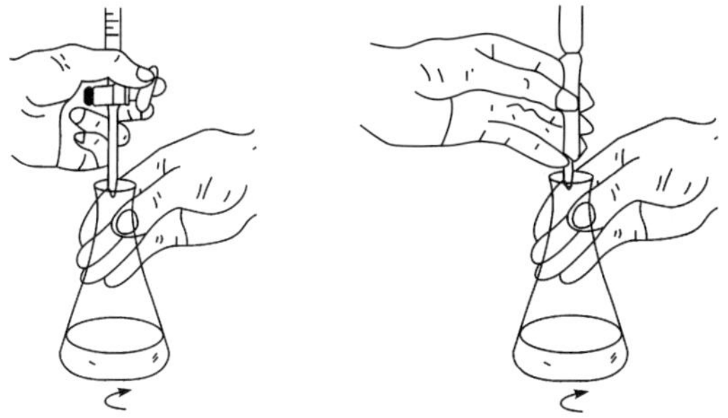

(a) 酸式滴定管滴定操作　(b) 碱式滴定管滴定操作

图 2-18　滴定操作

滴定操作中，要求逐滴滴入，充分摇匀，留心观察，确保终点判断准确。滴定完毕后，稍等 1～2 min 再读数。

读数时用两根手指拿着滴定管，使其垂直。对于无色或浅色溶液，应读凹液面下缘最低点；对于有色溶液，读取液面最上缘。视线与刻度在同一水平面上[图 2-19(a)]，最好面对光源。读数时，最好用涂有黑色长方形(约 1 cm×1.5 cm)的白纸制成读数卡，放在滴定管的背后，使黑色的部分在凹液面下约 1 mm 处，即可看到凹液面的反射层成黑色，凹液面界线十分清晰[图 2-19(b)]。

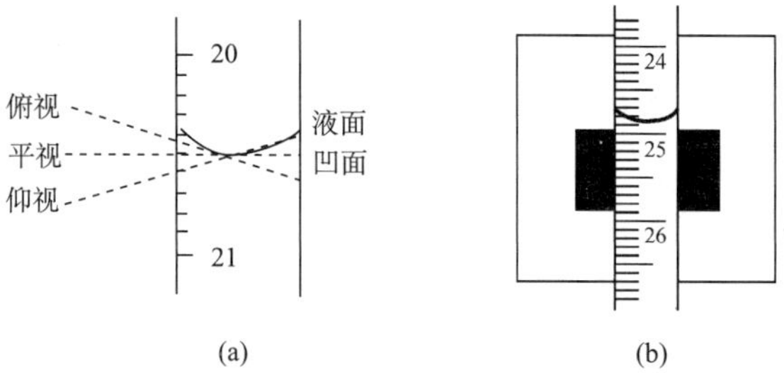

图 2-19　滴定管读数

滴定管用完后，倒去管内剩余溶液，用水洗净后，装入纯水，用小烧杯盖住管口，或洗净后倒置在滴定管架上。

三、容量瓶

容量瓶是准确配制一定体积、一定浓度的溶液所用的器皿，即把准确称量的物质准确配成一定体积的溶液；或将准确体积的浓溶液稀释成准确体积的稀溶液(定容)。容量瓶是细长颈梨形平底瓶，带有磨口玻璃塞或塑料塞，瓶颈上刻有环形标线，瓶上标有标线下的容积和规定该容积时的温度。常用容量瓶有 25 mL、50 mL、100 mL、250 mL 等多种规格。颜色有棕色和无色两种。前者用于配制见光易分解的溶液。

容量瓶使用前应试漏、洗涤，试漏时可在瓶内装入自来水至标线附近，盖上瓶塞，用手按住瓶塞，倒立容量瓶，观察瓶口是否有水渗出，如果不漏，把瓶直立后，转动瓶塞 180°，再倒立一次，若不漏水，即可将瓶先用自来水后用蒸馏水充分洗涤，若瓶较脏时，可用铬酸洗液洗涤。

如果要由固体配制准确组成量度的溶液，通常将固体准确称量后放入小烧杯中，加少量蒸馏水溶解。放置至室温后，定量地转移到容量瓶中。转移时，玻璃棒下端要靠住瓶颈内壁，使溶液沿瓶壁流下[图 2-20(a)]。溶液流尽后，将烧杯轻轻沿玻璃棒稍向上提，同时直立，使附在玻璃棒、烧杯嘴之间的液滴回到烧杯中。烧杯用少量蒸馏水洗三四次，洗涤液按上法完全转移到容量瓶中，然后用蒸馏水稀释。当加至容积的 2/3 处，旋摇容量瓶，使溶液混匀，然后继续加水，当接近标线时，用滴管逐滴加水直到凹液面最低点恰好与标线相切，盖紧瓶塞，左手食指压住瓶塞，右手各指托住瓶底边缘，倒转容量瓶，使瓶内气泡上升到顶部，再倒过来，如此反复倒转十多次，使瓶内溶液充分混合均匀[图 2-20(b)]。

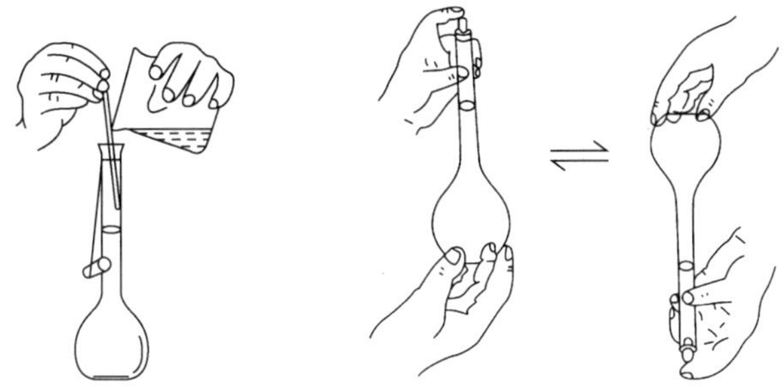

(a)　　　　(b)

图 2-20　容量瓶的使用

如果由浓溶液稀释成准确组成量度的稀溶液，可用移液管吸取一定体积的浓溶液，放入容量瓶后，按上法稀释至刻度，并摇匀。

四、移液管和吸量管

移液管和吸量管是用于准确移取一定体积液体的容量器皿。移液管中间为一膨大部分(称为球部)，上、下部均为较细窄的管颈，管颈上部有一环形标线，球部刻有数字标明它的容积和规定该容积的温度[图 2-21(a)]。常用移液管为 10 mL、20 mL、25 mL 等规格。另一种带有刻度的移液管一般称为吸量管。常用的有 1 mL、2 mL、5 mL、10 mL 等规格[图 2-21 (b)]。

移液管和吸量管通称吸管。

吸管可用自来水洗涤，再用蒸馏水洗净，较脏的可用铬酸洗液洗涤。一般用洗耳球吸取洗液，也可将吸管放在高型玻璃筒内用洗液浸泡，取出后沥尽洗液，再依次用自来水、蒸馏水洗至内壁不挂水为止。

当第一次用洗净的移液管吸取溶液时，应先用滤纸将管外壁水分擦干，再吸取少量被移取的溶液将移液管润洗两三次，以免残留在管内的水分稀释被移取的溶液。吸取溶液时，一般用右手的大拇指和中指拿住管颈标线上方，将移液管深深插入溶液中，左手握住洗耳球，将溶液吸至稍高于刻度处(图 2-22)。移去洗耳球，立即用右手的食指按紧管口，取出移液管，插入接收器中，管的末端靠在接收器内壁上，接收器稍微倾斜，松开食指，让管内溶液自然地沿器壁流下，至溶液不能再流出，再等 10～15 s 后取出移液管(图 2-23)。使用非吹出式吸管时，残留在移液管末端的溶液不可吹入接收器内，因为在校准移液管时已考虑了末端残留溶液的体积。

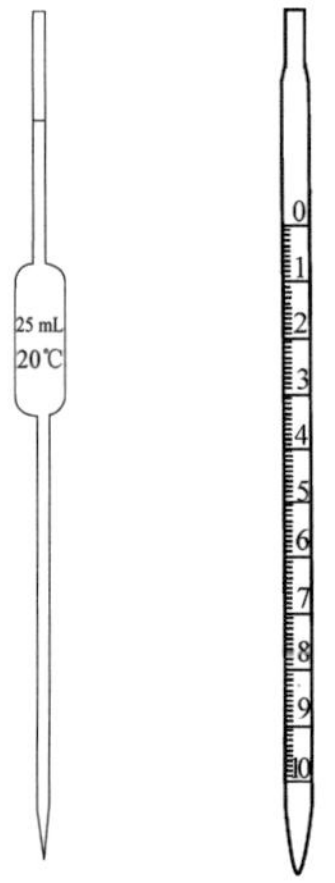

(a) 移液管　(b) 吸量管

图 2-21　吸管

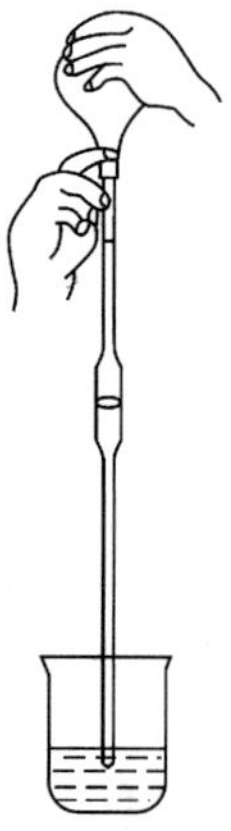

图 2-22　吸取溶液

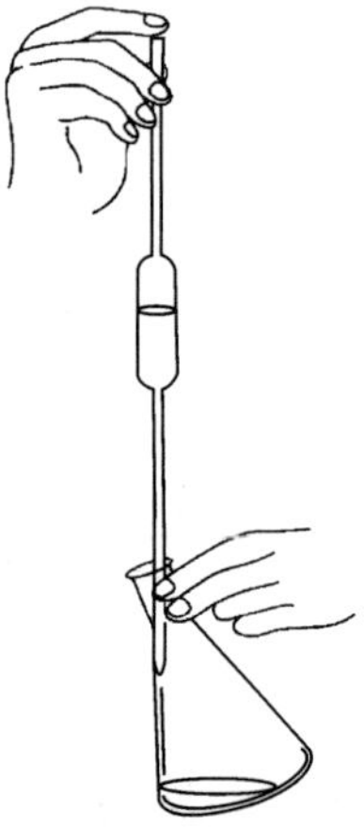

图 2-23　从移液管中放出溶液

上述四种玻璃量器都不能在烘箱中烘干，滴定管、容量瓶和吸管在准确度要求较高的分析中，必须精确地校正。

第三章 实 验

实验一 硫酸铜的精制

一、目的要求

(1) 掌握精制硫酸铜的原理和方法。

(2) 进一步巩固托盘天平的使用及加热、溶解、蒸发、结晶等基本操作。

二、实验原理

晶体物质中常混有少量不溶性杂质(如泥沙)和可溶性杂质。前者用过滤的方法除去，后者通常用重结晶法除去。重结晶法的基本原理是：晶体物质的溶解度一般随温度的降低而减小，当热的饱和溶液冷却时，变成了过饱和溶液，待提纯物质因过饱和从溶液中析出结晶，而少量可溶性杂质因未达到饱和仍留在母液中，从而与结晶分离。

大量的可溶性杂质一般利用化学反应将其转化为难溶物形式，通过过滤除去。粗硫酸铜晶体中含量较多的杂质是 $FeSO_4$ 和 $Fe_2(SO_4)_3$。其中 $FeSO_4$ 需要加氧化剂 H_2O_2 或 Br_2 使 Fe^{2+}变成 Fe^{3+}，然后调节 pH =4 左右，使 Fe^{3+}水解成 $Fe(OH)_3$ 沉淀，过滤除去。没有转化成难溶物的 Fe^{3+}，在硫酸铜结晶时仍留在母液中，通过抽滤使其与纯硫酸铜分离。反应式为

$$2FeSO_4 + H_2O_2 + H_2SO_4 = Fe_2(SO_4)_3 + 2H_2O$$

$$Fe^{3+} + 3H_2O = Fe(OH)_3\downarrow + 3H^+$$

三、仪器和试剂

50 mL 量筒，100 mL 烧杯，蒸发皿，点滴板，漏斗及漏斗架，pH 试纸，布氏漏斗及吸滤瓶，托盘天平，玻璃棒，粗硫酸铜，3% H_2O_2 溶液，1 $mol\cdot L^{-1}$ H_2SO_4 溶液，0.5 $mol\cdot L^{-1}$ NaOH 溶液。

四、操作步骤

1. 称量和溶解

在托盘天平上称取 3 g 粗硫酸铜晶体，置于 100 mL 烧杯中，加入 20 mL 蒸

馏水，加热，搅拌，使其完全溶解。

2. 除杂质

在上面所得的溶液中加 1 mL 3% H_2O_2 溶液，搅拌下逐滴加入 0.5 mol·L^{-1} NaOH 溶液，调节至溶液的 pH≈4（用玻璃棒蘸取溶液在点滴板上用 pH 试纸检查 pH），继续加热片刻后静置冷却，使生成的红棕色 $Fe(OH)_3$ 沉淀充分沉降，过滤，滤液收集于洁净的蒸发皿中，沉淀弃去。

3. 结晶和抽滤

在收集的硫酸铜滤液中滴加 1 mol·L^{-1} H_2SO_4 溶液酸化，调节至 pH=1～2，然后把蒸发皿放在石棉网上加热，蒸发浓缩滤液。加热过程中要不时搅拌，防止溶液暴溅。待液面上出现一薄层结晶时，立即停止加热，冷却到室温即有较多晶体析出。

将所有晶体和母液转移到准备好的布氏漏斗中，抽滤，并用一干净的玻璃瓶塞轻轻挤压布氏漏斗上的晶体，以除去晶体上的少量母液。然后取出晶体，把它夹于两层滤纸中间，吸干晶体表面的液体。吸滤瓶中的母液倒入回收瓶中。

4. 计算产率

$$\text{产率}/\% = \frac{m(\text{精}CuSO_4 \cdot 5H_2O)}{m(\text{粗硫酸铜})} \times 100\%$$

五、思考题

(1) 粗硫酸铜中的杂质 Fe^{2+}如何除去？

(2) 除去 Fe^{3+}时，为什么要调节到 pH=4 左右？pH 太小或太大有什么影响？

(3) 提纯硫酸铜为什么不能蒸干？抽滤后为什么不需用水洗涤结晶？

实验二　硫代硫酸钠的制备

一、目的要求

(1) 了解硫代硫酸钠的制备方法。

(2) 熟悉蒸发浓缩、减压过滤、结晶等基本操作。

(3) 学习产品中硫酸盐和亚硫酸盐的限量分析方法。

二、实验原理

亚硫酸钠溶液在沸腾温度下与硫粉化合，可制得硫代硫酸钠：

$$Na_2SO_3+S \xlongequal{\triangle} Na_2S_2O_3$$

常温下从溶液中结晶出来的硫代硫酸钠为 $Na_2S_2O_3 \cdot 5H_2O$。

硫代硫酸钠具有很高的实用价值。在分析化学中用来定量测定碘，在纺织工业和造纸工业中作脱氯剂，在摄影业中作定影剂，在医药中作急救解毒剂。

三、仪器和试剂

25 mL 比色管，Na_2SO_3(s)，硫粉，0.05 mol·L^{-1} I_2 溶液，$BaCl_2$ 溶液(质量分数为 0.25)，0.1 mol·L^{-1} HCl 溶液，0.05 mol·L^{-1} $Na_2S_2O_3$ 溶液，100 mg·L^{-1} Na_2SO_4 溶液，乙醇。

四、操作步骤

1. $Na_2S_2O_3$ 的制备

称取 2 g 硫粉，研碎后置于 100 mL 烧杯中，加 1 mL 乙醇使其润湿。再加入 6 g Na_2SO_3(s)和 30 mL 水。加热混合物并不断搅拌。待溶液沸腾后改用小火加热，继续搅拌并保持微沸状态不少于 40 min，直至仅剩下少许硫粉悬浮在溶液中(此时溶液体积不少于 20 mL，若太少，可在反应过程中适当补加水，以保持溶液体积为 20 mL 左右)。趁热过滤，将滤液转移至蒸发皿中，水浴加热，蒸发滤液直至溶液呈微黄色浑浊为止。冷却至室温①，有大量晶体析出(如果冷却时间较长而无晶体析出，可搅拌或投入一粒 $Na_2S_2O_3$ 晶体以促使晶体析出)。减压过滤，并用少量乙醇洗涤晶体，抽干后，再用吸水纸吸干。称量，计算产率。

2. 硫酸盐和亚硫酸盐的限量分析

$Na_2S_2O_3 \cdot 5H_2O$ 各级试剂纯度的国家标准(GB/T 637—2006)见表 3-1。

表 3-1 $Na_2S_2O_3 \cdot 5H_2O$ 各级试剂纯度的国家标准(%)

名称	优级纯	分析纯	化学纯
$Na_2S_2O_3 \cdot 5H_2O$	不少于 99.0	不少于 99.0	不少于 98.0
澄清度实验	合格	合格	合格

① 若室温较高，用冰水浴冷却。

续表

名称	优级纯	分析纯	化学纯
水不溶物	0.002	0.005	0.01
硫酸盐及亚硫酸盐（以 SO_4^{2-} 计）	0.02	0.05	0.1
硫化物（s）	0.0002	0.0005	0.001
钙（Ca）	0.003	0.005	0.01
铁（Fe）	0.0005	0.001	0.001
砷（As）	0.0005	0.001	0.001
重金属（以 Pb 计）	0.001	0.001	0.002

实验只做 SO_4^{2-} 和 SO_3^{2-} 的限量分析。先用 I_2 将 $S_2O_3^{2-}$ 和 SO_3^{2-} 分别氧化为 $S_4O_6^{2-}$ 和 SO_4^{2-}，然后让微量的 SO_4^{2-} 与 $BaCl_2$ 溶液作用，生成难溶的 $BaSO_4$，使溶液变浑浊。显然，溶液的浑浊度与试样中的 SO_4^{2-} 和 SO_3^{2-} 的含量成正比。

称取 1 g 产品，溶于 25 mL 水中，先加 38 mL 0.05 $mol·L^{-1}$ 碘，继续滴加至溶液呈浅黄色。然后转移至 100 mL 容量瓶中，用水稀释至刻度。从中吸取 10.00 mL 置于 25 mL 比色管中，稀释至 25.00 mL。再加入 0.1 $mol·L^{-1}$ HCl 溶液 1 mL 及质量分数为 0.25 的 $BaCl_2$ 溶液 3 mL，摇匀。放置 10 min 后，加 1 滴 0.05 $mol·L^{-1}$ $Na_2S_2O_3$ 溶液，摇匀，立即与 SO_4^{2-} 系列标准溶液进行比浊。根据浊度确定产品等级。

3. 硫代硫酸钠的性质鉴定

取少量自制的 $Na_2S_2O_3·5H_2O$ 晶体溶于水中，在点滴板上加入 $Na_2S_2O_3$ 溶液再加 2 滴 0.1 $mol·L^{-1}$ $AgNO_3$ 溶液，观察现象。如果沉淀由白色变黄色变棕色最后变为黑色，可证明含有 $S_2O_3^{2-}$。

$$2Ag^+ + S_2O_3^{2-} = Ag_2S_2O_3\downarrow$$

$$Ag_2S_2O_3 + H_2O = Ag_2S\downarrow + H_2SO_4$$

五、思考题

(1) 要提高 $Na_2S_2O_3$ 的产率与纯度，实验中需注意哪些问题？

(2) 过滤所得产物晶体为什么要用乙醇洗涤？

(3) 所得产品 $Na_2S_2O_3·5H_2O$ 晶体一般只能在 40～50℃烘干，若温度高了，会发生什么现象？

(4) 根据限量分析的结果，你的产品达到什么等级？实验成败的原因是什么？

实验三　缓冲溶液及其 pH 的测定

一、目的要求

(1) 了解缓冲溶液的配制方法，熟悉缓冲溶液的性质。

(2) 了解缓冲溶液 pH 与缓冲组分浓度比值的关系。

(3) 了解用酸度计测定溶液 pH 的原理和方法。

二、实验原理

缓冲溶液是由一定浓度的共轭酸碱对组成的，具有抗酸、抗碱、抗稀释的性质。如果缓冲溶液是由弱酸(HA)及其共轭碱(A^-)组成，则溶液的 pH 可按下列公式计算：

$$pH = pK_a(HA) + \lg\frac{[A^-]}{[HA]}$$

式中，[HA]、[A^-]是指缓冲溶液中弱酸及其共轭碱的平衡浓度。

若用某弱酸及其共轭碱配成缓冲溶液的体积为$V_{总}$，其中酸的浓度为$c_{酸}$、体积为$V_{酸}$，共轭碱的浓度为$c_{碱}$、体积为$V_{碱}$，则此缓冲溶液的 pH 按下式计算：

$$pH = pK_a + \lg\frac{c_{碱}V_{碱} / V_{总}}{c_{酸}V_{酸} / V_{总}}$$

当 $c_{酸} = c_{碱}$ 时，则

$$pH = pK_a + \lg\frac{V_{碱}}{V_{酸}}$$

此时只要按酸和共轭碱溶液不同体积配制溶液，就可以得到不同 pH 的缓冲溶液。

缓冲溶液的缓冲容量大小与下列两个因素有关。

1) 总浓度

当缓冲溶液的缓冲比一定时，溶液的总浓度越大，缓冲容量越大。

2) 缓冲比

总浓度相同，缓冲组分浓度的比值越接近 1 时，缓冲容量越大。

对同一缓冲溶液，其抗酸、抗碱的能力是一致的。

三、仪器和试剂

50 mL 烧杯，250 mL 烧杯，玻璃棒，试管，酸度计，0.1 $mol \cdot L^{-1}$ HAc 溶液，

0.1 mol·L^{-1} NaAc 溶液，0.1 mol·L^{-1} HCl 溶液，0.1 mol·L^{-1} NaOH 溶液，1 mol·L^{-1} HCl 溶液，1 mol·L^{-1} NaOH 溶液，B. C. G。

四、操作步骤

1. HAc-NaAc 缓冲溶液的配制

用量筒取 0.1 mol·L^{-1} HAc 溶液和 0.1 mol·L^{-1} NaAc 溶液各 125 mL 倒入烧杯中，搅匀后备用。

2. 缓冲溶液 pH 的测定

(1) 学习附录中“酸度计”的使用，了解用酸度计测定溶液 pH 的原理和操作方法。

(2) 在 50 mL 干燥烧杯中加入配制的乙酸缓冲溶液 40 mL，用酸度计测定溶液的 pH。

(3) 在上述测定缓冲溶液 pH 的烧杯中加入浓度为 1.000 mol·L^{-1} 的 NaOH 溶液一两滴，轻轻摇匀，测定加碱后溶液的 pH。

(4) 另取一个 50 mL 干燥烧杯，加入乙酸缓冲溶液 40 mL 和 1.000 mol·L^{-1} HCl 溶液 1～2 滴，轻轻摇匀，测定加酸后溶液的 pH。

(5) 在 50 mL 烧杯中加入 20 mL 乙酸缓冲溶液，用蒸馏水 1∶1 稀释，摇匀，测定此溶液的 pH。

根据上述步骤(3)～(5)的结果，得出结论。

3. 缓冲溶液的性质

取 7 支试管，按表 3-2 加入各种溶液，摇匀后，比较各管中溶液的颜色，解释现象。

表 3-2　缓冲溶液的性质

试管编号	1	2	3	4	5	6	7
HAc-NaAc 缓冲溶液的体积/mL	5	5	5	5	5	5	5
B.C.G 溶液的滴数/滴	3	3	3	3	3	3	3
0.1 mol·L^{-1} HCl 溶液的滴数/滴	25	10	2	—	—	—	—
0.1 mol·L^{-1} NaOH 溶液的滴数/滴	—	—	—	—	2	10	25
溶液颜色							

注：①烧杯中剩余的缓冲溶液留做下面实验用；②表中“—”号表示不加左方的试剂；③B.C.G 是一种酸碱指示剂，变色范围 3.5～5.2，酸色黄色，碱色蓝色。

结论：

4. 缓冲容量与缓冲溶液总浓度的关系

取 5 支试管，按表 3-3 加入各种溶液，摇匀后，比较各管中溶液的颜色，解释现象。

表 3-3 缓冲容量与缓冲溶液总浓度的关系

试管编号	1	2	3	4	5
HAc-NaAc 缓冲溶液的体积/mL	5	2.5	5	2.5	5
蒸馏水的体积/mL	—	2.5	—	2.5	—
B.C.G 溶液的滴数/滴	2	2	2	2	2
溶液颜色由绿色变为黄绿色时，所加 0.1 $mol \cdot L^{-1}$ HCl 溶液的滴数/滴			—	—	—
溶液颜色由绿色变为蓝绿色时，所加 0.1 $mol \cdot L^{-1}$ NaOH 溶液的滴数/滴	—	—	—		

结论：

5. 缓冲溶液 pH 与缓冲组分浓度比值的关系

取 5 支试管，按表 3-4 加入各种溶液，摇匀后，比较颜色，说明各管中溶液的 pH 是否相同。

表 3-4 缓冲溶液 pH 与缓冲组分浓度比值的关系

试管编号	1	2	3	4	5
0.1 $mol \cdot L^{-1}$ HAc 溶液的体积/mL	1	3	5	7	9
0.1 $mol \cdot L^{-1}$ NaAc 溶液的体积/mL	9	7	5	3	1
B.C.G 溶液的滴数/滴	2	2	2	2	2
$[A^-]/[HA]$	9/1	7/3	1/1	3/7	1/9
溶液颜色					

结论：

五、思考题

(1) 缓冲溶液 pH 由哪些因素决定？

(2) 缓冲溶液具有缓冲性的原因是什么？

(3) 缓冲容量与哪些因素有关？

(4) 玻璃电极在安装和使用时应注意些什么?

附注：滴瓶使用注意事项

(1) 不要将液体吸入橡胶头。

(2) 吸取液体后，不要将滴管倒置，以防液体流入橡胶头内。

(3) 向试管中滴加液体时，滴管应在试管口以上，不要伸入试管内与试管壁接触。

(4) 滴加液体后，应立即将滴管放回原瓶中。

实验四　乙酸解离常数和解离度的测定

一、目的要求

(1) 掌握弱酸解离常数和解离度的测定原理和方法。

(2) 巩固酸度计的使用方法。

二、实验原理

乙酸是弱电解质，在水溶液中存在下列解离平衡：

$$HAc \rightleftharpoons H^+ + Ac^-$$

其解离常数的表达式为

$$K_a(HAc)=\frac{[H^+][Ac^-]}{[HAc]} \qquad (1)$$

设 HAc 的起始浓度为 c，达平衡时溶液中的 $[H^+]=[Ac^-]$、$[HAc]=c-[H^+]$，代入式(1)得

$$K_a(HAc)=\frac{[H^+]^2}{c-[H^+]} \qquad (2)$$

若 $\alpha<5\%$，上式可简化为

$$K_a(HAc)=\frac{[H^+]^2}{c} \qquad (3)$$

$K_a(HAc)$ 是 HAc 的解离常数，其值不随 HAc 溶液浓度的变化而变化，但温度不同会略有改变。因此，在定温下测定一系列已知准确浓度的 HAc 溶液的 pH，根据 $pH=-\lg[H^+]$ 换算出 $[H^+]$，代入式(2)，可求得一系列 $K_a(HAc)$ 值，取其平均值即得该温度下乙酸的解离常数，并可根据 HAc 的原始浓度和测定的 $[H^+]$ 计算

HAc 的解离度。

HAc 的解离度：

$$\alpha=[H^+]/c$$

三、仪器和试剂

酸度计，25 mL 碱式滴定管，5 mL 吸量管，25 mL 移液管，50 mL 容量瓶，250 mL 锥形瓶，50 mL 量筒，50 mL 烧杯(干燥)，50 mL 比色管，0.1000 mol·L^{-1} NaOH 标准溶液，0.1 mol·L^{-1} HAc 溶液，pH=4.00 标准缓冲溶液，酚酞指示剂。

四、操作步骤

1. HAc 溶液浓度的标定

用移液管吸取 0.1 mol·L^{-1} HAc 溶液 20.00 mL 置于锥形瓶中，加入酚酞指示剂两三滴，用 NaOH 标准溶液滴定至溶液呈粉红色，持续半分钟不褪色为止，记录所消耗的 NaOH 溶液体积(mL)。重复上述操作，直至两次滴定消耗标准溶液体积相差不超过 0.05 mL 为止。取其平均值计算 HAc 溶液的标准浓度，填入表 3-5。

表 3-5　HAc 溶液的标定

滴定序号		1	2	3
量取 HAc 溶液的体积/mL				
消耗 NaOH 标准溶液的体积/mL				
NaOH 标准溶液的浓度/(mol·L^{-1})				
HAc 溶液的浓度/(mol·L^{-1})	测定值			
	平均值			

2. 配制一系列不同浓度的 HAc 溶液

用吸量管分别吸取 HAc 标准溶液 2.50 mL、5.00 mL、25.00 mL，分别置于三个已编号的 50 mL 比色管中，用蒸馏水稀释至刻度，摇匀，计算出各 HAc 溶液的准确浓度，填入表 3-6 的 1、2、3 中。

3. 测定 HAc 溶液的 pH

取以上四种(包括原 HAc 标准溶液)不同浓度的 HAc 溶液各 25 mL，分别置于四个干燥的 50 mL 烧杯中，按溶液浓度由低到高的次序用酸度计分别测定溶液的 pH。

记录测定的数据和室温，填入表 3-6。

表 3-6　HAc 的 K_a(HAc) 和 α　　室温_____℃

溶液编号	[HAc]/(mol·L^{-1})	pH	[H^+]/(mol·L^{-1})	K_a(HAc)		α
				测定值	平均值	
1						
2						
3						
4						

五、思考题

(1) 做好本实验的关键操作是什么?

(2) 确定温度下，不同浓度的 HAc 溶液的解离度是否相同？解离常数是否相同?

(3) HAc 溶液越稀，其解离度越大，[H^+] 也越大。这句话是否正确？为什么?

实验五　离子选择电极法测定水中的氟含量

一、目的要求

(1) 了解用氟离子选择电极测定水中氟含量的原理和方法。

(2) 学会用标准曲线法测定水中的氟含量。

(3) 进一步掌握酸度计的使用方法。

二、实验原理

电极的种类很多，其中最有普遍使用价值的能测量离子活度的指示电极是离子选择电极。这类电极基本上都是薄膜电极，它们是由对某一离子具有不同程度的选择性响应的膜所构成。pH 玻璃电极是最早被应用的膜电极，其电极膜是对氢离子有响应的玻璃膜。氟离子选择电极简称氟电极，是由对氟离子有响应的 LaF_3 制成的单晶敏感膜。

测定 F^-浓度的方法与测定 pH 的方法相似。当氟电极与饱和甘汞电极插入溶液时，其电池的电动势(E)在一定条件下与F^-活度的对数值呈直线关系：

$$E = b - 0.0592\lg a(F^-)$$

式中，b 在一定条件下为一常数。通过测量电池电动势，可以测定F^-的活度。当溶液的总离子强度不变时，离子的活度系数为一定值，则 E 与F^-的浓度 $c(F^-)$的对数值呈直线关系。

对游离F^-测定有干扰的主要离子是OH^-，因此被测试液的 pH 应保持在 5～6。pH 较低，游离F^-形成了 HF 分子，电极不能响应。pH 过高，则OH^-有干扰。此外，能与F^-生成稳定配合物或难溶化合物的元素会干扰测定，通常可以加掩蔽剂消除其干扰。因此，为了测定F^-的浓度，常在标准溶液与试样溶液中同时加入足够量的相等的离子强度缓冲溶液以控制一定的离子强度和酸度，并消除其他离子的干扰。

当F^-浓度为 10^{-6}～1 $mol \cdot L^{-1}$时，氟电极电势与 pF(F^-浓度的负对数)呈直线关系，可用标准曲线法进行测定。

标准曲线法是在测定未知液之前先将指示电极与参比电极放在一系列含有不同浓度待测离子(含有离子强度缓冲溶液)的标准溶液中，测定它们的电动势(E)，并画出 E-pF 图，在一定浓度范围内它是一条直线。然后在待测的未知溶液中(含有与标准溶液同样的离子强度缓冲溶液)用同一对电极测其电动势(E_x)，从 E-pF 图上找出与 E_x 相应的F^-浓度。本实验就是用此方法测定自来水中氟离子的含量。

三、仪器和试剂

酸度计，氟电极，饱和甘汞电极，电磁搅拌器(ZD-2 型自动电位滴定仪一台)。

1.000×10^{-1} $mol \cdot L^{-1}$ F^-标准储备液：准确称取 NaF(120℃烘 1 h)4.199 g 溶于 1000 mL 容量瓶中，用蒸馏水稀释至刻度，储存于聚乙烯瓶中。

1.000×10^{-2} $mol \cdot L^{-1}$、1.000×10^{-3} $mol \cdot L^{-1}$、1.000×10^{-4} $mol \cdot L^{-1}$、1.000×10^{-5} $mol \cdot L^{-1}$、1.000×10^{-6} $mol \cdot L^{-1}$ 的F^-标准溶液(由上述储备液稀释而成)。

离子强度缓冲溶液：称取 58 g NaCl、10 g 柠檬酸钠溶于 800 mL 水中，再加 57 mL 乙酸，用 NaOH 溶液(w=0.40)调节到 pH=5，然后稀释至 1000 mL。

四、操作步骤

(1) 氟电极的准备。使用前应将氟电极放在 10^{-4} $mol \cdot L^{-1}$ F^-溶液中浸泡约半小时，然后用蒸馏水清洗电极至空白值为–300 mV 左右①，最后浸泡在水中待用。

(2) 系列标准溶液的配制。在 100 mL 容量瓶中用移液管移入 10.00 mL 1.000×10^{-1} mol·L^{-1} F^-标准溶液，加入 10 mL 离子强度缓冲溶液，用蒸馏水稀释至刻度，摇匀，即得 1.000×10^{-2} mol·L^{-1} F^-标准溶液。用类似方法配制 1.000×10^{-3} mol·L^{-1}、1.000×10^{-4} mol·L^{-1}、1.000×10^{-5} mol·L^{-1}、1.000×10^{-6} mol·L^{-1} F^-标准溶液。

(3) 将上述配制的 5 种不同浓度的 F^-标准溶液，由低浓度到高浓度②依次转入塑料小烧杯中，插入氟电极和参比电极，在电磁搅拌器搅拌 4 min 后，停止搅拌 30 s，开始读取平衡电势，然后每隔 30 s 读一次数，直至 3 min 内不变为止。

(4) 以 pF 为横坐标、E / mV 为纵坐标绘出标准曲线。

(5) 准确吸取 50 mL 自来水样于 100 mL 容量瓶中，加入 10 mL 离子强度缓冲溶液，用蒸馏水稀释至刻度，摇匀。在与标准曲线相同的条件下测出其电势③。从标准曲线上查出相应溶液的 F^-浓度，从而计算出水样中 F^-的浓度。

(6) 实验完毕，将电极清洗干净，若电极暂时不再使用，则应风干后保存好。

五、思考题

(1) 用氟电极测定 F^-浓度的基本原理是什么？

(2) 本实验中离子强度缓冲溶液各组分的作用是什么？

实验六　酸碱溶液的比较滴定

一、目的要求

(1) 掌握酸碱滴定法的基本原理。

(2) 掌握酸碱液比较滴定的方法。

(3) 初步掌握滴定管的正确使用和滴定操作及判断滴定终点的方法。

二、实验原理

HCl 和 NaOH 的滴定反应式可简写为

$$H^+ + OH^- = H_2O$$

---

① 氟电极的空白电势，即电极在不含 F^-的蒸馏水中的电势，约为–300 mV。

② 测定时溶液应按浓度由低到高的次序进行。在浓溶液中测定后，应立即用蒸馏水将电极清洗到空白电势值，再测定稀溶液，否则对测量准确度有影响。电极也不宜在浓溶液中长时间浸泡。

③ 标准曲线法建立在上述一些干扰因素互相抵消的基础上，因此绘制标准曲线的操作应与分析待测液在同一次实验中完成，否则应去一两个标准溶液检查标准曲线有无变动。

当用 $c(NaOH)=0.1000\ mol\cdot L^{-1}$ 溶液滴定 20.00 mL $c(HCl)=0.1000\ mol\cdot L^{-1}$ 溶液时，计量点 pH=7.0，突跃范围 pH=4.3～9.7，因此可选用甲基橙、甲基红、酚酞(变色范围 pH=8.0～9.6)作指示剂。计量点时：

$$c(HCl)V(HCl) = c(NaOH)V(NaOH)$$

通过酸碱溶液的比较滴定，根据酸碱标准溶液的体积和其中一种溶液的标准组成量度，就可算出另一种溶液的组成量度。

三、仪器和试剂

25 mL 酸式滴定管，25 mL 碱式滴定管，25(10)mL 移液管，50(100)mL 烧杯(干燥)，250 mL 锥形瓶，洗瓶，0.1%酚酞指示剂。

四、操作步骤

将洗净的碱式滴定管先用少量上面配好待标定的 NaOH 溶液润洗两三次，再将 NaOH 溶液装入滴定管中，排除嘴部气泡，调液面至“0”。然后从酸式滴定管中放出标定好的 HCl 标准溶液 15.00 mL 于锥形瓶中，加一两滴酚酞指示剂，用 NaOH 溶液滴定至溶液呈微红色。静置，微红色 30 s 不褪即为终点，记录结果。重复操作至两次滴定消耗标准溶液体积相差不超过 0.08 mL 为止，取其平均值，按下式计算 NaOH 溶液的准确组成量度：

$$c(NaOH) / (mol \cdot L^{-1}) = \frac{c(HCl)V(HCl)}{V(NaOH)}$$

滴定结束后，洗净用过的仪器，将滴定管倒夹在滴定管架上。

五、思考题

(1) 在滴定分析中，滴定管在装入标准溶液前为什么要用该溶液润洗两三次？移液管、锥形瓶是否需要润洗？用容量瓶配制溶液时，是否需要先干燥容量瓶？为什么？

(2) 下列情况对实验结果有无影响？

(a) 滴定过程中，向锥形瓶内加入少量水。

(b) 滴定速度太快，到达滴定终点后立即读数。

(c) 滴定完后，滴定管尖嘴留有液滴。

(d) 滴定完后，滴定管尖嘴留有气泡。

(e) 标定 HCl 溶液用的无水 Na_2CO_3 因存放不当，吸收了少量水分。

(3) 滴定分析要求相对平衡偏差小于 0.2%，假定滴定消耗标准溶液体积为

20 mL，则两次平行滴定允许相差多少毫升？

实验七　酸碱滴定分析

一、目的要求

(1) 学会移液管及容量瓶的使用方法。

(2) 进一步熟悉分析天平的使用方法。

(3) 会正确记录和计算。

(4) 会配制溶液。

二、实验原理

1. NaOH 溶液的标定

NaOH 易吸收空气中的水分和二氧化碳，因此不能用直接法配制标准溶液，只能采用间接法配制。先配成接近所需浓度的溶液，然后用基准物质邻苯二甲酸氢钾($KHC_8H_4O_4$)测定它的准确浓度，其反应如下：

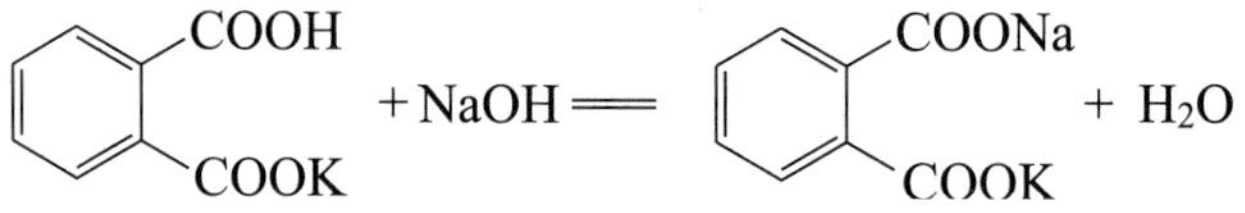

计量点时，由于生成邻苯二甲酸钾钠，其溶液的 pH 约为 9.1。

$$[OH^-] = \sqrt{\frac{K_w}{3.9\times10^{-6}}\times0.05} = 1.1\times10^{-5}(mol\cdot L^{-1})$$

$$[H^+]=9\times10^{-10}\ mol\cdot L^{-1} \qquad pH=9.1$$

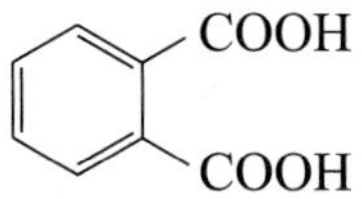

$K_{a_2}=3.9\times10^{-6}$

这时，可选用酚酞作指示剂。

2. 用 NaOH 标准溶液测定草酸的含量

草酸和氢氧化钠反应如下：

$$H_2C_2O_4+2NaOH \longrightarrow Na_2C_2O_4+2H_2O$$

计量点时，$Na_2C_2O_4$ 溶液的 pH 约为 8.5。这时，可选用酚酞作指示剂。

三、仪器和试剂

分析天平，25 mL 碱式滴定管，25(10)mL 移液管，50(100)mL 烧杯，250 mL 锥形瓶，洗瓶，称量瓶，0.1%酚酞指示剂，约 0.1 $mol \cdot L^{-1}$ NaOH 溶液，邻苯二甲酸氢钾，草酸。

四、操作步骤

1. NaOH 溶液的标定

1)称量与溶解

用分析天平准确称取两份 0.26～0.40 g 邻苯二甲酸氢钾[①]，分别置于两个锥形瓶中，各加入约 20 mL 蒸馏水使其溶解，滴入一两滴酚酞指示剂，摇匀，准备滴定。

2)用 NaOH 溶液滴定邻苯二甲酸氢钾溶液

将近似浓度为 0.1 $mol \cdot L^{-1}$ 的 NaOH 溶液装入碱式滴定管中，排气泡，记录初读数。将 NaOH 溶液逐滴滴入邻苯二甲酸氢钾溶液中，滴至溶液由无色刚变为红色时(一滴之差)，静置 30 s，红色不消失时即为终点。记录末读数。

两次标定结果如果相差较大，应重新进行实验。

3)NaOH 溶液准确浓度的计算

$$c(\mathrm{NaOH})/(\mathrm{mol \cdot L^{-1}}) = \frac{\dfrac{m(\mathrm{KHC_8H_4O_4})}{M(\mathrm{KHC_8H_4O_4})}}{\dfrac{V(\mathrm{NaOH})}{1000}}$$

代入上式计算时，V(NaOH)是以 mL 为单位的体积数值。

记录格式参考表 3-7。

① 确定邻苯二甲酸氢钾称量范围的方法：设 NaOH 与邻苯二甲酸氢钾反应时，消耗 0.1 $mol \cdot L^{-1}$ NaOH 溶液体积为 13～20 mL(使用 25 mL 滴定管)，则应称量邻苯二甲酸氢钾 m(g)。

$$m = 0.1 \times \frac{(13 \sim 20)}{1000} \times 204 = 0.26 \sim 0.40(\mathrm{g}) \qquad M(\mathrm{KHC_8H_4O_4}) = 204\ \mathrm{g \cdot mol^{-1}}$$

表 3-7　实验记录

项目＼次数	1	2
(称量瓶质量+$KHC_8H_4O_4$的质量)/g		
(倒出少量药品后称量瓶质量+ $KHC_8H_4O_4$的质量)/g		
倒出 $KHC_8H_4O_4$的质量/g		
NaOH 溶液体积末读数/mL		
NaOH 溶液体积初读数/mL		
V(NaOH)/mL		
c(NaOH)/(mol·L^{-1})		
$\bar{c}$(NaOH)/(mol·L^{-1})		

2. 草酸含量的测定

(1)用分析天平准确称取草酸试样 0.40～0.55 g，放入洁净的烧杯中，加入少量蒸馏水搅拌使其溶解，然后无损失地转入 100 mL 容量瓶中，加蒸馏水至刻度，摇匀。

(2)用移液管吸取草酸溶液。从容量瓶中倒出约 10 mL 溶液淋洗烧杯及吸管，重复一次。再向烧杯中倒入草酸溶液，吸取 20.00 mL(移液管尖端不能有气泡，不能挂液滴)，转入锥形瓶中，如果称量超过范围，可以根据一定关系减少草酸的吸入量。

(3)用 NaOH 标准溶液测定草酸的含量。在草酸溶液中加入一两滴酚酞指示剂，用 NaOH 标准溶液滴至溶液由无色变为红色(滴定方法同前)。记录所用 NaOH 溶液的体积。至少重复滴定一次(如果两次体积相差较大，不符合要求时，应重新进行实验)。

记录格式参考表 3-8 和表 3-9。

表 3-8　分析天平称量草酸

(称量瓶质量+草酸的质量)/g	
(倒出药品后称量瓶质量+草酸的质量)/g	
所倒草酸的质量/g	

表 3-9　用 1 mol·L^{-1} NaOH 溶液测定草酸

项目＼次数	1	2	3
NaOH 溶液末读数/mL			
NaOH 溶液初读数/mL			
NaOH 溶液用量/mL			
平均/mL			
吸取草酸溶液的体积/mL	20.00	20.00	20.00
每次滴定草酸的质量/g			

草酸质量分数计算式如下：

$$w(H_2C_2O_4 \cdot 2H_2O)=\frac{\dfrac{c(NaOH)\times\dfrac{V(NaOH)}{1000}}{2}\times M(H_2C_2O_4 \cdot 2H_2O)}{m/5}\times 100\%$$

式中，c(NaOH)为 NaOH 标准溶液的浓度，mol·L^{-1}；V(NaOH)为 NaOH 标准溶液的体积，mL；$M(H_2C_2O_4 \cdot 2H_2O)$为草酸的摩尔质量，g·mol^{-1}；m 为所称草酸的质量，g。

五、思考题

(1) 溶解烧杯中已称准的草酸时加入水的体积需要很准确吗？

(2) 从称量瓶倒出的药品，能否再倒回去？

(3) 用基准物质标定 NaOH 溶液时，基准物质能否在托盘天平上称量？

(4) 能否用量筒量取被测液？

(5) 使用容量瓶配制溶液时，药品的称量范围如何确定？

附注：测定分析测量误差简介

在化学分析中，对于高含量组分的测定，可以采用滴定分析法。该法虽然灵敏度不太高，但能获得较准确的结果。相对误差一般为千分之几，引起误差的原因是多方面的。其中所使用的仪器如分析天平、滴定管，也会带来测量误差，为达到一定的准确度必须尽量减少测量误差。

(1) 分析天平的称量误差为±0.0002 g，为了使测量时的相对误差在 0.1%以下，试样质量不能太少，能够计算：

$$相对误差 = \frac{绝对误差}{试样质量} \times 100\%$$

$$试样质量 = \frac{0.0002}{0.1\%} = 0.2(g)$$

即试样至少应在 0.2 g 以上。

(2) 滴定管的读数误差为±0.01 mL，在一次测量中，需要读两次读数(初读数、末读数)，这就造成了±0.02 mL 的误差。若使测量的相对误差不大于 0.1%，消耗溶液的体积为

$$溶液体积 = \frac{绝对误差}{相对误差} = \frac{0.02}{0.1\%} = 20(mL)$$

即所消耗溶液的体积应在 20 mL 以上(或 20 mL 左右)。

在进行测定时，所称量的药品质量及消耗溶液的体积都是以此为出发点考虑的。

实验八　配位滴定分析——水样总硬度的测定

一、目的要求

(1) 掌握 EDTA 法测定水的总硬度的原理和方法。

(2) 了解配位滴定法的特点。

(3) 了解铬黑 T 指示剂的特点及应用条件。

(4) 了解测定水的总硬度的意义和常用的硬度表示方法。

二、实验原理

以配位反应为基础的滴定分析方法称为配位滴定法。配位滴定法中最常用的配位剂是乙二胺四乙酸(EDTA)。

EDTA 能与元素周期表中绝大多数金属离子形成 1∶1 的稳定螯合物。EDTA 是难溶于水的酸性物质，通常用它的二钠盐 $Na_2H_2Y \cdot 2H_2O$ 配制标准溶液。标定 EDTA 溶液常用金属锌或 ZnO、MgO、$CaCO_3$ 等基准物质。

水的总硬度是指水中钙离子、镁离子的总浓度。测定水的总硬度就是测定水中钙、镁的总量。水中钙、镁的酸式碳酸盐加热时能被分解，析出沉淀而除去，这种盐所形成的硬度称为暂时硬度。水中钙、镁的其他盐类如硫酸盐、氯化物等经加热不能分解，这种盐形成的硬度称为永久硬度。暂时硬度和永久硬度的总和称为总硬度。

硬度对工业用水影响很大，尤其是锅炉用水，硬度较高的水都要经过软化处理并经滴定分析达到一定标准后才能输入锅炉。生活饮用水中硬度过高会影响肠胃的消化功能，我国《生活饮用水卫生标准》中规定硬度(以 $CaCO_3$ 计)不得超过 450 $mg·L^{-1}$。

硬度的表示方法有多种。其中德国硬度是提出较早的一种，也是我国采用的硬度单位之一。它以度数(°)计，1°表示 1 L 水中含 10 mg CaO，即 1°=10 $mg·L^{-1}$ CaO。为方便起见，我国也常以 $mg·L^{-1}$ 作单位来表示硬度。

水的总硬度常用 EDTA 标准溶液滴定水中的 Ca^{2+}、Mg^{2+}进行测定。在 pH = 10 的条件下，以铬黑 T 为指示剂，用 EDTA 标准溶液滴定水样。若水中有 Fe^{3+}、Al^{3+} 存在，则会对测定有干扰，可用三乙醇胺作掩蔽剂。若存在其他干扰离子，如 Cu^{2+} 等，可在水样中加入 Na_2S 以消除干扰。

三、仪器和试剂

50 mL 酸式滴定管，1 mL、5 mL、10 mL 量筒，50 mL 移液管，250 mL 锥形瓶，酒精灯及石棉网，刚果红试纸，约 0.01 $mol·L^{-1}$EDTA 标准溶液，1.5 $mol·L^{-1}$ 三乙醇胺溶液，pH = 10 的 NH_3-NH_4Cl 缓冲溶液，6 $mol·L^{-1}$ HCl 溶液，0.25 $mol·L^{-1}$ Na_2S 溶液，5%铬黑 T 指示剂。

四、操作步骤

用移液管准确吸取 100.00 mL 水样，置于 250 mL 锥形瓶中，逐滴加入 6 $mol·L^{-1}$ HCl 溶液至水样酸度恰使刚果红试纸变蓝紫色，将水样微热至沸，驱除 CO_2。待水样冷却后，加入 10 mL pH=10 的 NH_3-NH_4Cl 缓冲溶液、5 mL 1.5 $mol·L^{-1}$ 三乙醇胺溶液及 1 mL 0.25 $mol·L^{-1}$ Na_2S 溶液，再加两三滴铬黑 T 指示剂，用 EDTA 标准溶液滴定至溶液由紫红色变为纯蓝色，即为终点。记录所用 EDTA 溶液的体积。重复上述滴定至少两次，取其平均值。按下式计算水的总硬度：

$$\text{硬度}(°) = \frac{c(\text{EDTA}) \times V(\text{EDTA}) \times M(\text{CaO})}{V(\text{水})} \times 100$$

式中，c(EDTA)为 EDTA 标准溶液的浓度，$mol·L^{-1}$；V(EDTA)为滴定时用去的 EDTA 标准溶液的体积，mL；V(水)为水样体积，mL；M(CaO)为 CaO 的摩尔质量，56.08 $g·mol^{-1}$。

五、思考题

(1)水的硬度取决于哪些因素？暂时硬度和永久硬度有何区别？

(2)用 EDTA 法测定水的硬度时，哪些离子对测定有干扰？如何消除？

实验九 过二硫酸铵与碘化钾反应速率及活化能的测定

一、目的要求

(1) 测定过二硫酸铵与碘化钾反应的速率，计算反应级数、反应速率常数及活化能。

(2) 验证浓度、温度及催化剂对反应速率的影响。

二、实验原理

在水溶液中，$(NH_4)_2S_2O_8$（过二硫酸铵）与 KI 发生如下反应：

$$S_2O_8^{2-} + 3I^- \xlongequal{\quad} 2SO_4^{2-} + I_3^- \tag{1}$$

该反应的平均反应速率可表示为

$$v = \frac{-\Delta c(S_2O_8^{2-})}{\Delta t}$$

式中，$\Delta[S_2O_8^{2-}]$ 为 Δt 时间内 $S_2O_8^{2-}$ 浓度的变化量。为了测定反应 (1) 在 Δt 时间内 $S_2O_8^{2-}$ 浓度的变化量 $\Delta[S_2O_8^{2-}]$，在 $(NH_4)_2S_2O_8$ 与 KI 两溶液混合的同时，加入定量的 $Na_2S_2O_3$ 溶液和淀粉溶液。这样，在反应 (1) 进行的同时还发生另一反应：

$$2S_2O_3^{2-} + I_3^- \xlongequal{\quad} S_4O_6^{2-} + 3I^- \tag{2}$$

反应 (2) 比反应 (1) 快得多，所以反应 (1) 生成的 I_3^- 立即与 $S_2O_3^{2-}$ 作用而被消耗掉，生成无色的 $S_4O_6^{2-}$ 和 I^-。由于溶液中 $S_2O_3^{2-}$ 的量是有限的，一旦 $S_2O_3^{2-}$ 耗尽，反应 (2) 就不复存在，这时由反应 (1) 产生的微量的 I_3^- 会立即与溶液中的淀粉作用，使溶液显蓝色。从反应 (1) 和反应 (2) 的计量关系可以看出，每消耗掉 1 mol $S_2O_8^{2-}$，会反应掉 2 mol $S_2O_3^{2-}$，即

$$\Delta[S_2O_8^{2-}] = \Delta[S_2O_3^{2-}]/2$$

当溶液中出现蓝色的瞬间，$Na_2S_2O_3$ 已全部耗尽。因此，可用 $Na_2S_2O_3$ 的初始量求得这一时间内 $S_2O_8^{2-}$ 的变化量 $\Delta[S_2O_8^{2-}]$：

$$-\Delta[S_2O_8^{2-}] = \frac{-\Delta[S_2O_3^{2-}]}{2} = \frac{[S_2O_3^{2-}]}{2}$$

再记录反应开始到溶液变蓝所用的时间 Δt，用公式 $v=\Delta[S_2O_8^{2-}]/\Delta t$ 就可求出反应 (1) 的反应速率 v。

反应 (1) 的反应速率 v 还可用反应速率方程式表示为

$$v = k[S_2O_8^{2-}]^m[I^-]^n \tag{3}$$

式中，$[S_2O_8^{2-}]$ 和 $[I^-]$ 分别为反应物的初始量；k 为反应速率常数。

在同一温度下，测出几组不同的 v_1、v_2、v_3

$$v_1 = \frac{\Delta[S_2O_8^{2-}]}{\Delta t_1} = \frac{[S_2O_3^{2-}]}{2\Delta t_1} = k_1[S_2O_8^{2-}]^m[I^-]^n$$

$$v_2 = \frac{\Delta[S_2O_8^{2-}]}{\Delta t_2} = \frac{[S_2O_3^{2-}]}{2\Delta t_2} = k_1\left(\frac{[S_2O_8^{2-}]}{2}\right)^m[I^-]^n$$

$$v_3 = \frac{\Delta[S_2O_8^{2-}]}{\Delta t_3} = \frac{[S_2O_3^{2-}]}{2\Delta t_3} = k_1[S_2O_8^{2-}]^m\left(\frac{[I^-]}{2}\right)^n$$

根据 $v_1 / v_2 = \Delta t_2 / \Delta t_1 = 2^m$， $v_1 / v_3 = \Delta t_3 / \Delta t_1 = 2^n$，求出 m 和 n。

求出 m 和 n 后，可由 $k = v / ([S_2O_8^{2-}]^m[I^-]^n)$ 算出反应速率常数 k。

根据 $\lg\frac{k_2}{k_1} = \frac{E_a}{2.303R}\left(\frac{1}{T_1} - \frac{1}{T_2}\right)$，只要知道不同反应温度 T_1 和 T_2 时的 k_1 和 k_2，就可以由下式求出反应的活化能 E_a：

$$E_a = 2.303R\left(\frac{T_1T_2}{T_2 - T_1}\right)\lg\frac{k_2}{k_1}$$

三、仪器和试剂

10 mL、50 mL 量筒，150 mL 烧杯，温度计，秒表，玻璃棒，0.20 $mol \cdot L^{-1}$ KI 溶液，0.20 $mol \cdot L^{-1}$ KNO_3 溶液，2%淀粉溶液，0.01 $mol \cdot L^{-1}$ $Na_2S_2O_3$ 溶液，0.20 $mol \cdot L^{-1}$ $(NH_4)_2SO_4$ 溶液，0.20 $mol \cdot L^{-1}$ $(NH_4)_2S_2O_8$ 溶液，0.20 $mol \cdot L^{-1}$ $Cu(NO_3)_2$ 溶液。

四、操作步骤

1. 浓度对反应速率的影响

在室温下，用三个量筒分别取 10 mL 0.20 $mol \cdot L^{-1}$ KI 溶液、4 mL 0.01 $mol \cdot L^{-1}$ $Na_2S_2O_3$ 溶液和 1 mL 0.2%淀粉溶液，按表 3-10 中 I 号所示的用量，都加到 150 mL 烧杯中，混合均匀。再用另一个量筒取 10 mL 0.20 $mol \cdot L^{-1}$ $(NH_4)_2S_2O_8$ 溶液，快速加到该烧杯中，同时开动秒表，并不断搅拌，当溶液刚出现蓝色时，立即停表，记录所需时间及室温。

用同样的方法按照表 3-10 的用量进行 II、III号两次实验。为了使每次实验中溶液的离子强度和总体积保持不变，分别用指定量的 0.20 $mol \cdot L^{-1}$ $(NH_4)_2SO_4$ 溶液和浓度为 0.20 $mol \cdot L^{-1}$ 的 KNO_3 溶液补足。

算出各实验中的反应速率 v，填入表 3-10。利用表中 I 、 II 、III的数据用计算方法求出 m 和 n。

求出 m 和 n 后，再算出各实验的反应速率常数 k，把计算结果填入表 3-10。

2. 温度对化学反应速率的影响

按照表 3-10 中实验Ⅳ的用量，把 KI、$Na_2S_2O_3$、KNO_3 与淀粉溶液加到 150 mL 烧杯中，搅匀，把 $(NH_4)_2S_2O_8$ 溶液加到另一个小烧杯中，然后把它们同时放入热水浴中加热升温。当烧杯中的溶液达到高于室温 10℃时，把 $(NH_4)_2S_2O_8$ 溶液快速加到 KI 等的混合液中，同时计时、搅拌。当溶液刚出现蓝色时，立即停表，记录反应时间，填入表中，并计算反应速率及速率常数，填入表中。

表 3-10　浓度对反应速率的影响

实验序号		Ⅰ	Ⅱ	Ⅲ	Ⅳ	Ⅴ
反应温度/℃						
试剂用量/mL	0.20 $mol\cdot L^{-1}$ $(NH_4)_2S_2O_8$ 溶液	10	5	10	10	10
	0.20 $mol\cdot L^{-1}$ KI 溶液	10	10	5	5	5
	0.01 $mol\cdot L^{-1}$ $Na_2S_2O_3$ 溶液	4	4	4	4	4
	2%淀粉溶液	1	1	1	1	1
	0.20 $mol\cdot L^{-1}$ KNO_3 溶液	0	0	5	5	5
	0.20 $mol\cdot L^{-1}$ $(NH_4)_2SO_4$ 溶液	0	5	0	0	0
反应物起始浓度/($mol\cdot L^{-1}$)	$[(NH_4)_2S_2O_8]$					
	[KI]					
	$[Na_2S_2O_3]$					
反应时间 Δt/s						
$\Delta[S_2O_8^{2-}]$/($mol\cdot L^{-1}$)						
反应速率 $v=\Delta[S_2O_8^{2-}]/\Delta t$/($mol\cdot L^{-1}\cdot s^{-1}$)						
$Cu(NO_3)_2$ 溶液 (0.20 $mol\cdot L^{-1}$)						2 滴
反应级数 ($m+n$)						
反应速率常数 $k=v/([S_2O_8^{2-}]^m[I^-]^n)$						

用两个温度下的 k 值，由公式

$$E_a = 2.303R\left(\frac{T_1T_2}{T_2 - T_1}\right)\lg\frac{k_2}{k_1}$$

求出该反应的活化能 E_{a_1}。

3. 催化剂对反应速率的影响

室温下，按照表 3-10 中实验Ⅴ的用量，把 KI、$Na_2S_2O_3$、KNO_3 与淀粉溶液加到 150 mL 烧杯中，再加两滴 0.20 mol·L^{-1} $Cu(NO_3)_2$ 溶液，搅匀，然后迅速加入 $(NH_4)_2S_2O_8$ 溶液，计时、搅拌，当溶液刚出现蓝色时，立即停表，记录反应时间，将实验结果填入表中，并与表中的实验Ⅲ进行比较，得出结论并按公式求出催化剂使反应活化能降低的值。

$$E_{a_2} = 2.303RT\lg\frac{k_1}{k_2} + E_{a_1}$$

$$\Delta E_a = E_{a_2} - E_{a_1}$$

式中，E_{a_1}、k_1 和 E_{a_2}、k_2 分别表示加催化剂前后反应的活化能、速率常数。

五、思考题

(1) 实验中为什么可以由反应溶液出现蓝色的时间长短来计算反应速率？出现蓝色后反应是否终止了？

(2) 下列情况对实验结果有什么影响？

(a) 取六种试剂的量筒没有分开专用。

(b) 慢慢加入 $(NH_4)_2S_2O_8$ 溶液。

(3) 加入催化剂后反应活化能为什么要用公式 $E_{a_2} = 2.303RT\lg\frac{k_1}{k_2} + E_{a_1}$ 计算？该公式是如何推导的？

实验十 微量铁的测定(可见分光光度法)

一、目的要求

(1) 了解可见分光光度计的构造、原理和使用方法。

(2) 掌握吸收曲线的绘制方法及确定最大吸收波长，学会测绘标准曲线。

(3) 学会用标准曲线法求待测物质的含量。

二、实验原理

根据朗伯-比尔定律，当一束具有一定波长的单色光通过一定厚度的有色溶液时，有色物质对光的吸收程度(用吸光度 A 表示)与有色物质的组成量度成正比。这样，当波长、液层的厚度一定时，从测得的吸光度的相对大小就可求得有色物质组成量度的相对大小。

在定量测定时，常用标准曲线法，即先配制一系列被测物的标准溶液，测得各标准溶液的吸光度，以吸光度为纵坐标，溶液组成量度为横坐标作出标准曲线。再在同样条件下测出未知样品的吸光度，然后从标准曲线上查出被测物的含量。

对无色或颜色较浅的物质应先加入显色剂显色后再进行光度测定。本实验中，Fe^{3+}的显色剂是磺基水杨酸。磺基水杨酸与Fe^{3+}形成的配合物组成因 pH 不同而不同。在 pH 为 5 的缓冲溶液中，Fe^{3+}与其生成稳定的 1∶2 橙红色配合物，其显色反应如下：

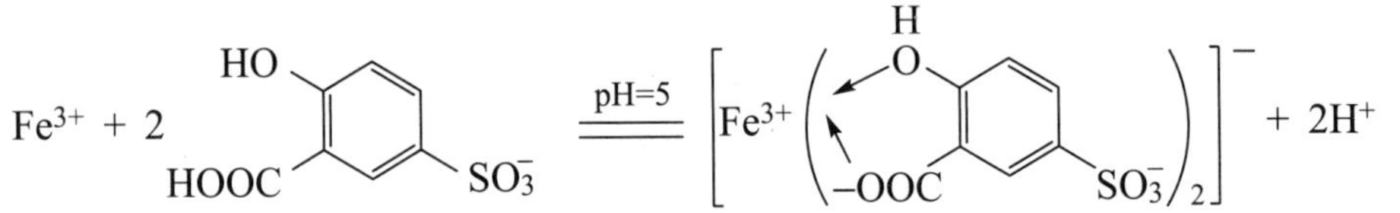

在实验条件下，先在 400～550 nm 绘制吸收曲线，选择最大吸收波长 λ_{max} 为测量用单色光，然后在此波长下用标准曲线法测出未知样品的铁含量。

三、仪器和试剂

可见分光光度计，25 mL 比色管，50 mL 容量瓶，2 mL 吸量管，5 mL 移液管，未知铁盐溶液(含铁 0.1～0.2 mg·mL^{-1})，10%磺基水杨酸溶液，HAc-NaAc 缓冲溶液(pH=5)，$NH_4Fe(SO_4)_2·12H_2O$ 标准溶液(含 Fe^{3+} 0.1 mg·mL^{-1})。

四、操作步骤

1. 系列标准溶液和待测溶液的配制

在 7 支 25 mL 比色管中，用吸量管分别加入 0.00 mL、0.40 mL、0.60 mL、0.80 mL、1.00 mL、1.20 mL 0.1 mg·mL^{-1} Fe^{3+}标准溶液和 1.00 mL 待测溶液于每支比色管中，再用移液管加入 2.00 mL 10%磺基水杨酸溶液，用 pH=5 的缓冲溶液稀释至刻度，摇匀备用，见表 3-11。

表 3-11　系列标准溶液和待测溶液的配制及吸光度

试剂编号	空白	1	2	3	4	5	未知
Fe^{3+}标准溶液体积/mL	0.00	0.40	0.60	0.80	1.00	1.20	1.00
10%磺基水杨酸体积/mL	2.00	2.00	2.00	2.00	2.00	2.00	2.00
pH=5 缓冲溶液							
Fe^{3+} 溶液含量/(mg·mL^{-1})							
吸光度 *A*							

2. 吸收曲线的绘制

在系列标准溶液中，取编号为 3 的溶液，在分光光度计上，用 1 cm 比色皿，以空白溶液为参比溶液，于 400～500 nm 每隔 10 nm 测定一次吸光度，每次读数测定三次取平均值(在找到具有最大吸光度的波长后，可在其左右 2 nm 处再测一下)。以波长为横坐标，吸光度为纵坐标，在坐标纸上绘制吸收曲线，从而选择测量用的最大吸收波长 λ_{max}。记录格式见表 3-12。

表 3-12　编号为 3 的溶液在不同波长下的吸光度值

λ/nm	400	410	420	430	440	450	460	470	480	490	500	510
吸光度 A												
λ_{max}/nm												

3. 标准曲线的绘制

在选择的波长 λ_{max} 下，用 1 cm 比色皿，以空白溶液为参比溶液，分别测定系列标准溶液的吸光度。以 Fe^{3+}组成量度为横坐标，吸光度为纵坐标，绘制标准曲线。

4. 未知铁盐溶液中 Fe^{3+}含量的测定

用与测标准曲线同样的条件和步骤，测定未知溶液的吸光度，再从标准曲线上查出对应的组成量度，计算未知溶液中 Fe^{3+} 的含量。

$$\text{未知溶液 } Fe^{3+}\text{含量}/(mg\cdot mL^{-1}) = \text{从标准曲线查得的含量} \times 25$$

五、思考题

(1) 实验中为什么要用 pH=5 的缓冲溶液配制？为什么不能用蒸馏水配制？

(2) 本实验测定吸光度的空白溶液是什么？可否用蒸馏水代替？为什么？

(3) 以本实验为例，说明怎样根据溶液的颜色选择入射光波长。

实验十一　常 压 蒸 馏

一、目的要求

(1) 了解蒸馏的用途。

(2) 练习蒸馏操作。

二、实验原理

液体的蒸气压随温度升高而增大，当液体的蒸气压与外界施加于液面上的压力相等时，液体便开始沸腾。在大气压下，将液体加热至沸腾，使其变为蒸气，再把蒸气移出来令其冷却凝结为液体，这一操作过程称为常压蒸馏。沸点就是液体的蒸气压与大气压相等时的温度。纯净物质在一定的压力下具备一定的沸点，且沸点范围(也称为沸程)为1～2℃。沸程大说明物质不纯，实验室常用蒸馏的方法确定物质的沸点和定性检验物质的纯度；也常用蒸馏法分离和提纯互溶的液体有机物。通常蒸馏不仅可以把挥发性与非挥发性的物质分开，还可以把沸点相差较大的物质及有色的杂质等分离。

三、操作步骤

图3-1为常压蒸馏最常用的装置，由热源、蒸馏瓶、温度计、冷凝管、接液管和接收器组成。

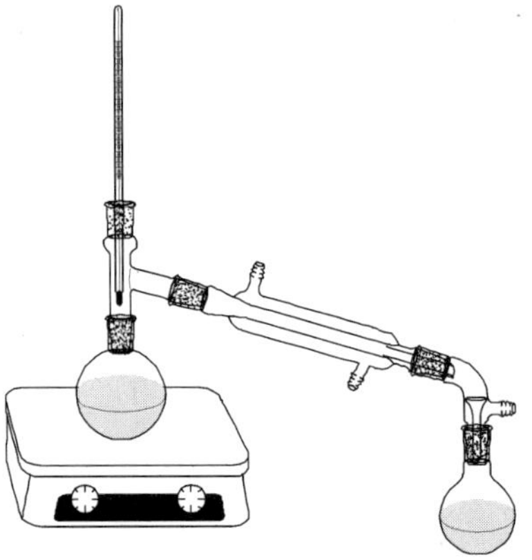

图3-1　常压蒸馏装置

1. 仪器安装

先根据锥形瓶、冷凝管的大致高度把电热套垫在适合高度，然后用铁夹夹住蒸馏瓶支管上部，将其垂直固定在铁台及电热套上，温度计通过塞子插入瓶颈，使水银球上限和蒸馏瓶支管的下限在同一水平面上。再用铁夹夹住冷凝管中上部固定于另一铁台上，调整其位置，使其与蒸馏瓶支管同轴，然后松开冷凝管的铁夹移动冷凝管与蒸馏瓶支管相连。支管口应伸出塞子2～3 cm，铁夹应夹在冷凝管中央部位，冷凝管下端的进水口应向下方，用橡胶管接自来水水龙头，上端的出水口应向上方，用橡胶管导入水池。冷凝管末端通过塞子与接液管相连，接液管下端伸入锥形瓶中，在蒸馏挥发性小的液体时，也可不用接液管。如果电热套高度不合适，可适当调整。

注意：①应使十字夹口朝上，铁夹的螺丝朝上或朝右；②十字夹务必夹紧，而铁夹夹住玻璃仪器的部分不能太紧或太松，以夹住后稍用力尚能转动为宜，铁夹内应垫以橡胶等软性物质，以免夹破仪器。

2. 装料

左手持蒸馏瓶，将 25 mL 待蒸液沿着支管对面的瓶颈壁小心地倒入蒸馏瓶中，放入两三粒沸石[①]，将仪器装置好，各连接处应严密不漏气。

3. 加热蒸馏

缓慢打开水龙头(不必开到最大)通入冷凝水，然后接通电热套电源加热。开始加热时，可以让温度上升稍快，待液体沸腾后，调节电压，控制蒸馏速度，通常以每秒蒸出一两滴为宜，收集馏分，记录第一滴馏出液滴入接收器时的温度。当蒸馏瓶中剩少量液体时，停止蒸馏。注意不能蒸干，以免蒸馏瓶破裂或发生其他意外事故。

蒸馏完毕后，先停止加热，再停止通冷凝水。

4. 拆开蒸馏装置

拆除仪器的顺序：先移开接收器，再依次取下接液管、冷凝管、温度计[②]，待稍冷后，取下蒸馏瓶，倒出沸石，洗净蒸馏瓶，整理仪器。

5. 测折射率

测出馏出液的折射率，再测定蒸馏水的折射率，并进行比较。

---

① 沸石的作用是助沸，防止液体因过热而暴沸，使沸腾保持平稳。如果事先忘记加入沸石，绝不能在液体将近沸腾时加入，以免引起液体剧烈沸腾，使部分液体冲出瓶外，应待液体冷却一会儿后再行补加。

② 热的温度计取出后，一定要放在干燥的桌面上，不能接触水，否则会使水银处的玻璃膜破裂或使水银柱中断。

四、思考题

(1)在蒸馏装置中，若把温度计的水银球插在液面下或蒸馏瓶的支管以上是否正确？为什么？

(2)蒸馏时，如果加热到将近沸腾时才发现未加沸石，应怎样处理才安全？

(3)开始蒸馏时，为什么应先通冷凝水，后加热？

实验十二　熔点的测定

一、目的要求

学习用毛细管法测定固态有机物的熔点。

二、实验原理

熔点是指物质固、液两相在大气压下平衡存在时的温度。通常把结晶物质加热到一定温度时固态转变成液态的温度称为该结晶物质的熔点。纯净的固体有机物一般都具有固定的熔点，且熔程极短，从初熔至全熔温度差一般不超过 0.5～1℃，若有少量杂质存在，能使熔点降低，熔程增长。通过熔点的测定可鉴定有机物并判断其纯度。

有机物熔点的测定通常用毛细管法和微量熔点测定法。本实验用毛细管法，用该法测定的熔点一般比真实熔点略高。

当固体样品加热到熔点温度时，只要保持足够的时间，固体就可以全部转变为液体，所以接近熔点时，升温速度要慢。

三、仪器和试剂

提勒管(b 形管)，酒精灯，表面皿，玻璃棒，长玻璃管，毛细管，水银温度计，橡胶圈，液体石蜡，乙酰苯胺，苯甲酸，混合物(乙酰苯胺∶苯甲酸=1∶1)。

四、操作步骤

1. 熔点管的制备

取一根长 6～8 cm、内径约 1 mm 的毛细管，在酒精灯上封闭其一端(管底要薄)。

2. 样品的装填

取少量干燥样品于表面皿上，用玻璃棒研成粉末，用毛细管开口的一端插入其中，此时即有少量样品挤入毛细管中。将一根长 20～30 cm 的玻璃管竖直放于表面皿中央，把装有样品的毛细管开口端向上由玻璃管上端投入，使其自由落下，并在表面皿上弹跳，使样品紧密地装填在毛细管底部。如此反复几次，至毛细管内样品高度为 2～3 mm 为止。

3. 仪器装置

将熔点测定器提勒管(也称 b 形管)固定在铁架上，装入液体石蜡至高出上口 1 cm 左右。将装好样品的毛细管用橡胶圈套在温度计旁，装样品部分应位于温度计水银球的中部。橡胶圈尽量套在毛细管开口端附近(以免浸入浴液中)，把温度计浸入浴液中，使温度计水银球位于提勒管上下两侧管的中部。装置如图 3-2 所示。

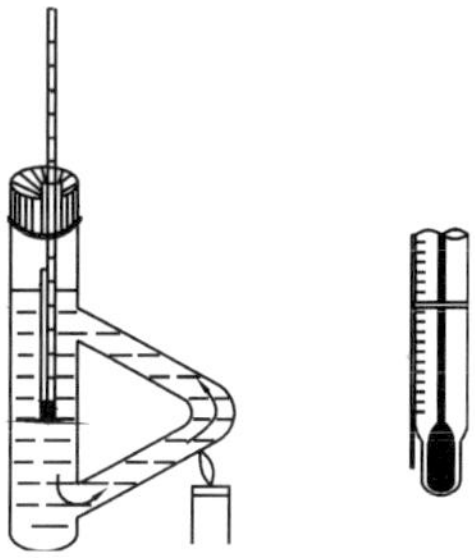

图 3-2 熔点测定装置

4. 熔点的测定

用酒精灯在如图 3-2 所示部位加热，开始加热时，升温速度可控制在每分钟 3～4℃，至接近熔点 10～15℃时，必须缓慢升温，使温度均匀上升，每分钟上升 1～2℃。同时要仔细观察毛细管中样品的变化。当样品开始塌落并有液体出现时即为初熔，固体完全消失时为全熔，记录样品初熔和全熔时的温度。

测定未知有机物熔点时，应先进行粗测，掌握样品熔点的大致范围，然后精确测定。一个样品至少要精确测定两次以上才能确定其熔点或熔程的数值。

注意：每次测定都必须用新的毛细管装样。浴液要冷却至熔点以下 30℃左右后才能再按上述步骤进行测定。

测定结果填入表 3-13。

表 3-13 已知物与未知物的熔点

样品 \ 熔点 \ 次数	1	2
乙酰苯胺		
苯甲酸		
1∶1 混合物		

五、思考题

(1) 为什么测定有机物的熔点可以鉴定化合物及其纯度？

(2) 在测定物质熔点的过程中，当加热到接近熔点时，为什么加热速度要缓慢？

(3) 重复测定物质熔点时，为什么一定要重新装样？

实验十三　乙酰苯胺的合成和重结晶

一、目的要求

(1) 了解苯胺乙酰化作用，制备乙酰苯胺。

(2) 学习回流及重结晶的操作方法。

二、实验原理

苯胺与乙酰氯、乙酸酐或冰醋酸作用，均可制得乙酰苯胺。若采用乙酰氯、乙酸酐，虽然反应迅速，但原料价格昂贵，故一般用冰醋酸作酰化剂。

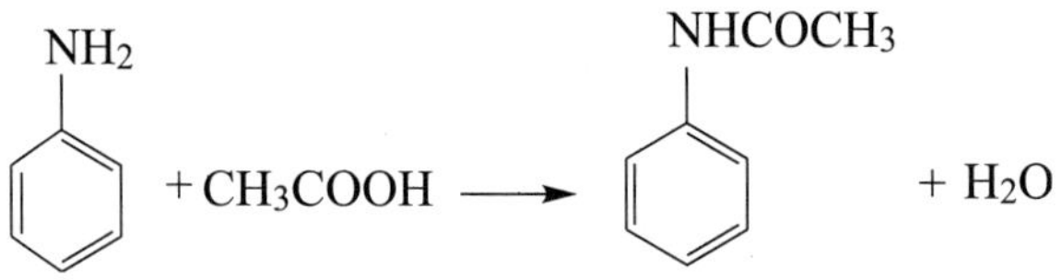

因乙酰苯胺在酸性条件下易水解生成苯胺与乙酸，故为了防止逆反应发生，以提高乙酰苯胺产量，需将反应产生的水尽快除去。同时采用过量的冰醋酸与苯胺反应，并加入少量乙酸酐。

有机反应得到的固态化合物往往是不纯的，提纯固态有机化合物常用的方法是重结晶。利用混合物中被精制的化合物与其他组分(或杂质)在某种溶剂中的溶解度不同，将粗产品溶解后重新结晶，从而使它们互相分离。选择溶剂时应选用被精制的化合物在热溶剂中易溶，在冷溶剂中几乎不溶的溶剂。

纯乙酰苯胺为白色晶体，熔点 114℃，难溶于冷水，可溶于热水，故可用蒸馏水作重结晶时的溶剂。

三、仪器和试剂

圆底烧瓶，冷凝管，橡胶管，电热套，250 mL 烧杯，无颈漏斗，滤纸，表面皿，苯胺，乙酸酐，冰醋酸，活性炭。

四、操作步骤

1. 合成

将 6 mL 苯胺、8 mL 冰醋酸及 1 mL 乙酸酐放入圆底烧瓶中，加两三粒沸石，装冷凝管，安装好回流装置(图 3-3)。将圆底烧瓶置于电热套中，插上电源，加热液体至沸腾，沸腾后调整电压使液体沸腾平稳，加热回流 1 h，趁热将反应混合物倒入盛有 100 mL 水的烧杯中①。搅拌析出的晶体，待完全冷却后过滤，用少量冷水洗涤，即得粗制品乙酰苯胺。

2. 重结晶

将粗制品乙酰苯胺放入 250 mL 烧杯中加水约 100 mL，煮沸，待乙酰苯胺完全溶解后，稍冷，加入少许活性炭，搅拌，煮沸。用无颈漏斗和菊花形滤纸趁热过滤②，滤液冷却后即有乙酰苯胺结晶析出，然后进行抽滤③(图 3-4)。将洗净并抽干的晶体转移到表面皿上，在烘箱中干燥。干燥后即得纯的乙酰苯胺晶体，称量后放入回收瓶中，计算产率。

---

① 反应物冷却后，固体产物立即析出，沾在瓶壁上不易处理，故需趁热倒入冷水中，以除去过量的乙酸及未作用的苯胺(苯胺可成为苯胺乙酸盐而溶于水)。

② 为了尽量利用滤纸的有效面积加快过滤速度，过滤热的饱和溶液时常使用折叠式滤纸，也称为菊花形滤纸。菊花形滤纸折叠方法之一如图 3-5 所示，将滤纸对折，再对折成四份，将边 1 与 4 相叠得边 6，如图 3-5(a)所示，4、5 相叠得边 7，5、6 相叠得边 8，如图 3-5(b)所示，继续折叠 1、5 得边 10，3、6 得边 9，如图 3-5(c)所示，注意所有折叠在同一方向，切勿在滤纸中央部分重压折痕，因为这会降低滤纸牢度，以致在过滤时破裂。再将滤纸以反方向在 1 与 10、15 与 5、5 与 7、4 与 7、4 与 8 等折叠使滤纸成扇形，将滤纸打开，折好的滤纸备用。注意使用菊花形滤纸时，不要预先用水润湿，而应直接使用。

③ 用布氏漏斗进行抽气过滤，装置如图 3-4 所示，吸滤瓶的侧管用耐压的橡胶管与水泵相连。布氏漏斗中的滤纸要剪得比漏斗的内径略小，使其紧贴于漏斗的底部。用少量水将滤纸湿润，打开水泵将滤纸吸紧，防止固体在抽滤时从滤纸边沿被吸入瓶中。然后将液体和晶体沿玻璃棒分批倒入漏斗中，并用水洗出黏附在烧杯壁上的晶体，再将漏斗内晶体用水洗一两次，抽干。注意在关闭水泵前，应先将吸滤瓶与水泵间连接的橡胶管拆开。

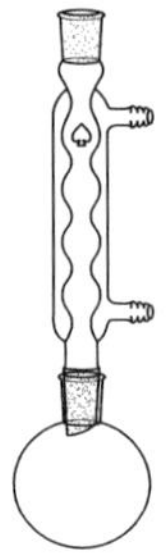

图 3-3　乙酰苯胺的回流装置

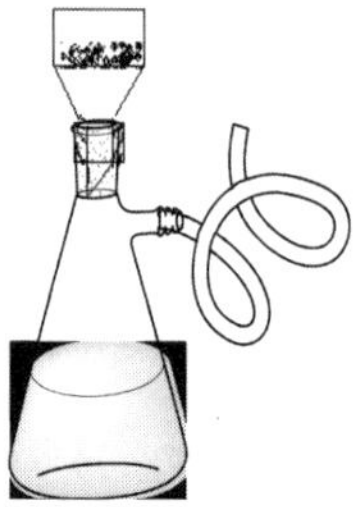

图 3-4　抽滤装置

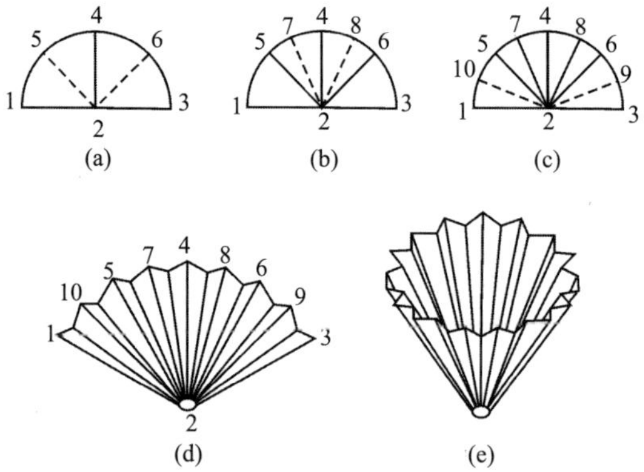

图 3-5　折叠滤纸的方法

产率计算公式：

$$产率/\%=实际产量/理论产量\times 100$$

理论产量是指假定参与反应的物料定量地进行主反应所得到的产量。实际产量是指实验中实际得到的产量。

五、思考题

(1)什么是重结晶？重结晶的原理是什么？

(2)什么情况下使用菊花形滤纸进行过滤？使用时应注意什么？

实验十四　氨基酸的纸层析

一、实验目的

(1)了解纸层析法及其原理。

(2)初步掌握纸层析法分离并鉴定氨基酸的操作步骤和技术。

二、实验原理

纸层析是一种微量混合物快速分离技术。一般方法是把需要分离的混合样品点在层析纸条的一端，然后在密闭容器中将点样端的纸条下端边缘浸入溶液中。当溶液借助毛细作用沿纸条上行时，混合物各组分就在纸条上垂直地分离成一个个斑点，必要时喷显色剂显色，分离原理接近连续萃取。纸层析是以层析纸上吸附的水为固定相，沿纸条上行的有机溶剂(展开剂)为流动相。当流动相沿纸条上行时，纸条上的试样斑点也随着展开剂的上行而逐渐向上移动，于是试样与固定相(水)和流动相(有机溶剂)不断接触，由于试样中各组分在两相间的分配系数不同(因溶解度不同)，因此各组分随展开剂移动的速度也不同。分配系数 $K=c_{有}/c_{水}$，$c_{有}$ 和 $c_{水}$ 分别表示某组分在有机溶剂和水中的浓度，K 大的组分在层析纸上滞留时间较短，向上移动速度较快；K 小的组分在层析纸上滞留时间较长，向上移动速度较慢。这样随展开剂的上行，试样各组分在两相间经过反复多次的分配就逐渐分离开。

溶质在层析纸上移动的速度可用比移值 R_f 表示：

$$R_f=\frac{\text{点样中心到溶质斑点中心的距离}}{\text{点样中心到溶剂前沿的距离}}$$

R_f 值与化合物结构、纸的质量、温度、展开剂等因素有关，若滤纸、温度、展开剂等实验条件相同，R_f 值应是化合物的特性常数。但由于影响 R_f 值的因素很多，难以准确测定，故一般采取在相同实验条件下用标准试样做对比实验来进行化合物的鉴定，即把未知混合物试样和已知的标准试样点加到同一条层析纸上，同时展开，通过比较它们的 R_f 值及斑点颜色，对混合物中各组分进行鉴定。

纸层析法主要用于多官能团或极性化合物(如氨基酸、糖类和天然色素)的分析。

三、仪器和和试剂

层析纸，层析桶，毛细管，喷雾器，0.2%苯丙氨酸水溶液，氨基酸混合溶液，展开剂(正丁醇∶冰醋酸∶水=4∶1∶5)，显色剂(0.1%水合茚三酮的丙酮溶液)。

四、操作步骤

1. 点样

小心地取一条用展开剂蒸气饱和过的层析纸(约 16 cm×3 cm)置于一张洁净

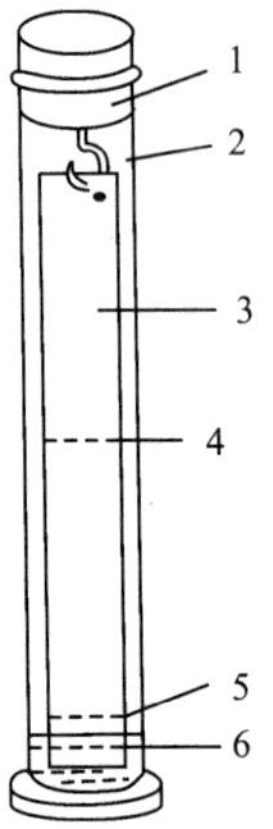

图 3-6　纸色谱装置
1. 橡皮擦；2. 玻璃沟；3. 纸条；4. 溶剂前沿；5. 起点线；6. 溶剂

的白纸上，在距纸条下端 2～3 cm 处用铅笔画一横线，并在横线上作出两个点样位置记号 1 和 2，如图 3-6 所示，然后分别将 1 号和 2 号样品点在 1 和 2 处。

点样时，用吸有少量样品的毛细管轻轻地和层析纸接触一下，使样品斑点直径为 2～3 mm，待样点风干后，再复点一次。

2. 展开

待样品斑点风干后，用铅笔在纸条上方捅一个小孔，挂在层析桶盖的钩上，然后把它垂直地放入盛有展开剂的层析桶内，并使层析纸下端边缘浸入展开剂液面下约 1 cm 处。注意样品斑点必须在展开剂液面上，切勿浸入展开剂中(图 3-6)。将层析桶盖盖好，观察展开剂借层析纸的毛细管作用向上移动的情况。当展开剂从点样中心起上升 9 cm 左右时，取出层析纸，用铅笔画出溶剂前沿位置，小心地微热烘干。

3. 显示图谱

用喷雾器在滤纸上均匀地喷上茚三酮试剂，再将层析纸置于 105～110℃的烘箱中干燥，或微热烘干，直至出现色谱为止。用铅笔勾画出图谱形状，并记下斑点的颜色及颜色深浅。颜色越深，说明该组分浓度越大。

4. 计算 R_f

用直尺依次测出点样中心到图谱重心的距离(A)，点样中心到溶剂前沿的距离(B)，计算 R_f 值(取小数点后两位数字)，填入表 3-14，并把层析纸条贴在报告纸上。

表 3-14　实验数据与现象记录表

样品号	实验数据			斑点颜色	样品组分
	A	B	R_f		
1 号					
2 号					

结论：

五、思考题

(1) 为什么点样斑点不能过大？过大可能出现什么结果？

(2) 为什么在展开时试样斑点不能浸入展开剂液面以下？

(3) 为什么要在层析纸干燥后，再喷显色剂？

附注：

(1) 拿层析纸时，应拿纸的一端，不能用手直接接触层析纸的层析部分，以防手上的油脂沾污层析纸。

(2) 试剂配制方法。

1 号样品：0.2% 苯丙氨酸水溶液。

2 号样品：氨基酸混合物溶液。将赖氨酸、苯丙氨酸、脯氨酸各 0.2 g 溶于 100 mL 蒸馏水中。

展开剂：用正丁醇、冰醋酸和水按体积比为 4∶1∶5 混合。

显色剂：0.1%水合茚三酮的丙酮溶液。

(3) 三种氨基酸与水合茚三酮反应呈现的颜色：赖氨酸显蓝紫色、苯丙氨酸显紫蓝色、脯氨酸显黄色。

实验十五　柱　色　谱

一、实验目的

(1) 了解柱色谱的原理和用途。

(2) 掌握柱色谱法的操作技术。

二、实验原理

柱色谱法又称柱上层析法，简称柱层析，它是提纯少量物质的有效方法。20 世纪初，人们就用其来分离由植物中提取出的色素。在分离较大量的有机物质时，柱色谱法在目前也是有效的方法。

柱色谱法涉及被分离的物质在固相和液相之间的吸附和解析，因此可以把它看作是一种固-液吸附色谱法。当混合样品流过吸附柱时，各种成分同时被吸附在柱的上端，当洗脱剂流下时，由于不同化合物吸附能力不同，于是在柱中自上而下按吸附能力大小分在若干层色带，继续用溶剂洗脱时，已经分开的溶质可以从柱上分别洗出收集，所以也称为柱层析。对于柱上不显色的化合物分离时，可用紫外光照射后呈不同的荧光来检查，或分段收集一定体积的洗脱液，再分别鉴定。

1. 吸附剂

选择吸附剂时，需要考虑以下几点：①不溶于所使用的溶剂；②与要分离的物质不起化学反应；③具有一定的组成；④一般要求是无色的；⑤颗粒大小均匀。颗粒越小，混合物的分离程度越好，但溶剂流经柱子的速度也就越慢，因此要根据具体情况选择吸附剂。

最广泛使用的吸附剂是活性氧化铝，一些非极性物质通过氧化铝的速率比极性物质快。有一些物质由于被吸附剂牢牢吸附，将不能通过。活性氧化铝不溶于水，也不溶于有机溶剂，含水的与无水的物质都可以使用这种吸附剂。

吸附剂的吸附能力不仅取决于吸附剂本身，也取决于在色谱分离中所使用的溶剂。因此，对于不同物质，吸附剂按其相对的吸附能力可粗略分类如下。

(1) 强吸附剂：低水含量的氧化铝、活性炭。

(2) 中等吸附剂：碳酸钙、磷酸钙、氧化镁。

(3) 弱吸附剂：蔗糖、淀粉、滑石。

2. 溶剂

溶剂的选择是重要的一环，通常根据被分离物中各种成分的极性、溶解度和吸附剂活性等选择。色层的展开首先选用极性较小的溶剂，使最容易脱附的组分分离。然后加入不同比例的极性溶剂配成洗脱溶剂，将极性较大的化合物自色谱柱中洗脱下来。当然，也可以用混合溶剂，如石油醚-苯、苯-乙醇等洗涤。常用洗脱剂的极性按如下次序递增。

己烷和石油醚＜环己烷＜四氯化碳＜二硫化碳＜苯＜氯仿＜乙醚＜乙酸乙酯＜丙酮＜乙醇＜甲醇＜水＜吡啶＜乙酸

三、操作步骤

装柱是柱色谱中最关键的操作，装柱的好坏直接影响分离效果。装柱前应先将色谱柱洗干净，进行干燥，垂直固定在铁架上。在柱底铺一小块脱脂棉，再铺约 5 mm 厚的石英砂，然后进行装柱。装柱分为湿法装柱和干法装柱两种，如图 3-7 所示，下面分别加以介绍。

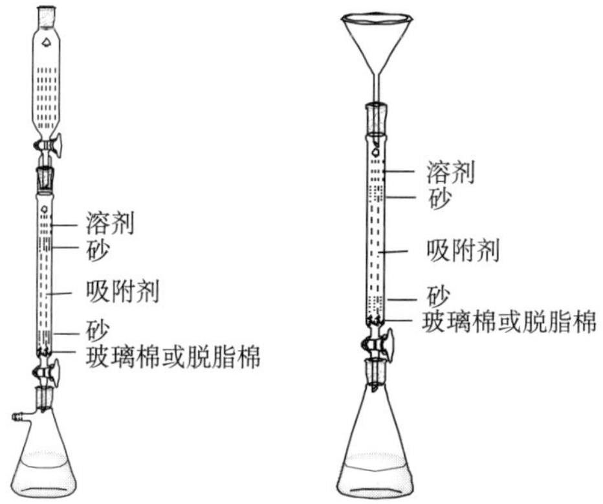

图 3-7 柱色谱装置

1. 湿法装柱

将吸附剂(氧化铝或硅胶)用洗脱剂中极性最低的洗脱剂调成糊状，在柱内先加入约 3/4 柱高的洗脱剂，再将调好的吸附剂边敲打边倒入柱中。同时，打开下旋塞，在色谱柱下面放一个干净且干燥的锥形瓶，接收洗脱剂。当装入的吸附剂有一定高度时，洗脱剂下流速度变慢，待所用吸附剂全部装完后，用流下来的洗脱剂转移残留的吸附剂，并将柱内壁残留的吸附剂淋洗下来。在此过程中，应不断敲打色谱柱，以使色谱柱填充均匀且没有气泡。色谱柱填充完后，在吸附剂上端覆盖一层约 5 mm 厚的石英砂。覆盖石英砂的目的是使样品均匀地流入吸附剂表面，并当加入洗脱剂时，防止吸附剂表面被破坏。在整个装柱过程中，柱内洗脱剂的高度始终不能低于吸附剂最上端，否则柱内会出现裂痕和气泡。

2. 干法装柱

在色谱柱上端放一个干燥的漏斗，将吸附剂倒入漏斗中，使其成为细流并连续不断地装入柱中，轻轻敲打色谱柱柱身，使其填充均匀，再加入洗脱剂湿润。也可以先加入 3/4 的洗脱剂，再倒入干的吸附剂。

装柱时表面不平整或柱子未被夹持在两个平面中完全垂直的位置，会造成谱带重叠。第二条谱带最前面的边缘在第一条谱带洗脱完毕之前就开始洗脱出来了。吸附剂表面或内部不均匀、有气泡或裂缝会使谱带前沿的一部分从谱带主体部分中向前伸出，形成沟流(图 3-8)。

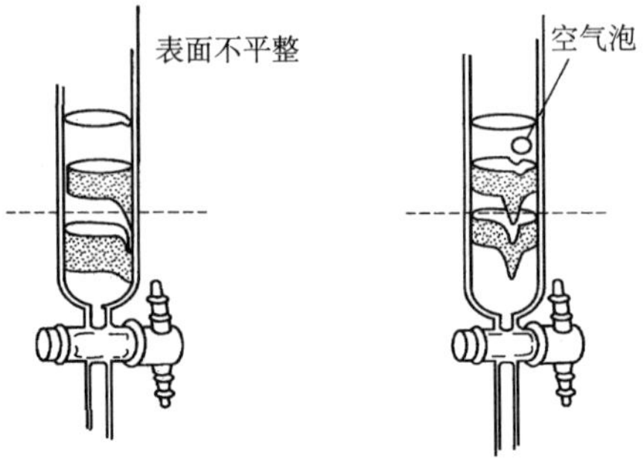

(a) 表面不平整造成的沟流　　(b) 空气泡造成的沟流

图 3-8　谱带重叠现象

本实验装置如图 3-7 所示，把玻璃棉装到柱的底部，在玻璃棉上覆盖约 5 mm 石英砂，然后再加入吸附剂氧化铝 10 cm 左右，在实验台上敲打管子底部，使其填满均匀。吸附剂的顶部应保持水平，加 5 mm 石英砂保护这个水平面。用 95%乙醇洗柱子，如果速度很慢，可以抽滤，使其流速约 1 滴/4 s，连续不断地加乙醇，使柱顶不变干。如果速度适宜，当在砂层顶部有 1 mm 高溶剂时，加入 1 mm 甲基橙与亚甲基蓝的混合溶液。用 95%乙醇作洗脱剂，把亚甲基蓝洗脱下来。当亚甲基蓝完全流出后，换用水作洗脱剂，将黄色的甲基橙洗脱出来。

附注：

配制甲基橙和亚甲基蓝混合溶液，在 500 mL 95%乙醇溶液中加入 227 mg 甲基橙和 1.1 g 亚甲基蓝。

实验十六　植物色素的提取和薄层色谱分析

一、实验目的

(1) 了解植物天然色素的提取过程。

(2) 了解薄层色谱的分离原理和用途。

(3) 学习薄层色谱的基本操作技术。

二、实验原理

天然食用色素相对人工合成色素而言安全无毒，而且许多天然色素本身还具有一定的营养和药用价值，是国际食品工业中竞相开发的重点。

绿色植物的叶、茎中主要含有下列天然色素：胡萝卜素(橙黄)、叶黄素(棕黄)、叶绿素 a(蓝绿)及叶绿素 b(黄绿)。本实验采用混合溶剂提取绿色植物中的上述天然色素，然后将提取液进行适当处理后用薄层色谱加以分离。

薄层色谱(thin-layer chromatography，TLC)是近代广泛应用的微量分离技术，常用来分离和鉴定混合物中各组分，从混合物中分离单一组分，精制化合物，进行定性鉴定、含量测定等。除此之外，TLC 还是一种非常有用的跟踪反应的方法，可用于柱色谱分离中合适溶剂的选择。其特点是简便、快速、灵敏度高，兼有纸层析和柱层析的优点。薄层色谱常用的固定相有氧化铝或硅胶，它们是极性很大(标准)或者是非极性的(反相)。流动相则是一种极性待选的溶剂。

薄层色谱的机理大致分为吸附、分配和离子交换三种作用。最常用的是吸附薄层。本实验中，吸附薄层为极性的标准硅胶板。将溶液中的反应混合物点在薄板上，然后利用毛细作用使溶剂(或混合溶剂)沿板向上移动进行展开。由于吸附剂对不同物质的吸附力大小不同，极性吸附剂对极性大的物质吸附力强，对极性小的物质吸附力较弱。不同化合物将会在薄板上移动不同的距离。因此，极性强的化合物会“粘”在极性的硅胶上，在薄板上移动的距离比较短；而非极性的物质将会在流动的溶剂相中保留较长的时间，从而在板上移动较大的距离。当溶剂流过时，不同物质在吸附剂和溶剂之间发生连续不断的吸附、解吸附、再吸附、再解吸附。经过一段时间的展开，不同物质互相拉开距离，形成相互分离的斑点，达到分离的目的。化合物移动的距离大小用 R_f 值表达。R_f 是一个 0～1 的数值，表示如下：

$$R_f = \frac{\text{点样中心到溶质斑点中心的距离}}{\text{点样中心到溶剂前沿的距离}}$$

不同物质的 R_f 值不同，它与物质的结构、吸附剂和溶剂的种类、温度等实验条件有关。

在同一条件下，同一物质的 R_f 值是恒定的。因此，根据实验中测得的 R_f 值可以鉴定物质的成分(与标准品对照)。

为了确定层析后各成分的位置，常用显色剂喷射，烘干后显各种颜色。

三、仪器和试剂

层析槽，玻璃板(7.5 cm × 2.5 cm)，研钵，5 mL、10 mL 量筒，托盘天平，50 mL 分液漏斗，玻璃毛细管，15 mL 锥形瓶，1%(质量分数)羧甲基纤维素钠水溶液，无水硫酸钠，提取液为石油醚与乙醇混合液(体积比为 2∶1)，展开剂为苯、丙酮、石油醚(体积比为 4∶3∶6)，石油醚(沸程为 60～90℃)，100 $mg \cdot L^{-1}$ 用提取液配制色素标准溶液。

四、操作步骤

1. 天然色素的提取

在研钵中放入 10 g 左右新鲜绿色植物叶片，研磨、捣碎，加 12 mL 提取液，搅拌一段时间(约 10 min)，将提取液转移至 50 mL 分液漏斗中，加入等体积水旋摇数次，静置，分去下层水液。有机层再用水洗涤两次，将有机层转入干燥的小锥形瓶中，加 2 g 左右无水硫酸钠干燥十几分钟即可。如果溶液颜色太浅，可放入通风橱中适当蒸发、浓缩。

2. 点样

用毛细管吸取样品，在距玻璃薄层板一端 2 cm 处分别点样三个样品(1 是提取液，2 是 β-胡萝卜素标准液，3 是叶绿素标准液)，样品间的距离为 1.5 cm，点的直径不超过 3 mm，吹干后，各重复点一次。

3. 展开

用量筒取 4 mL 苯、3 mL 丙酮、6 mL 石油醚倒入层析槽中混匀。将点好样的薄层板放入层析槽中，使点有试样的一端浸入展开剂中 0.5～1 cm，倾斜 15°～20°，及时盖严，不要随意移动或打开盖子，以免溶剂挥发(图 3-9)。观察展开情况，当溶剂前沿离薄层板上端 1 cm 左右时，及时取出薄层板，并在前沿处画一记号以确定前沿线位置，待溶剂挥发。

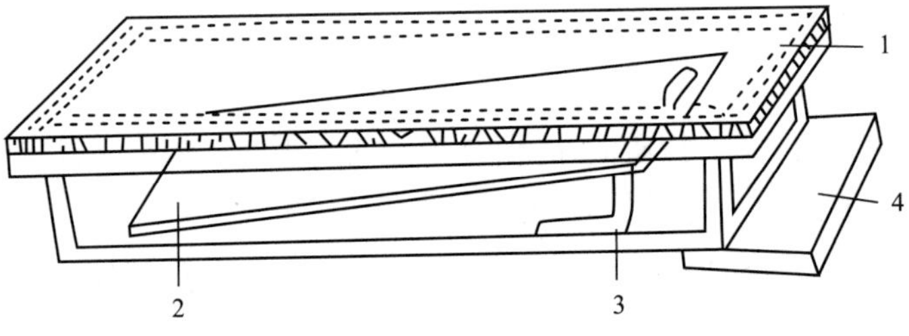

图 3-9　薄层层析倾斜上行装置

1. 玻盖；2. 薄层板；3. 支架；4. 垫板

五、结果处理

(1)用铅笔画出薄层图谱，标出各斑点的轮廓。

(2) 量出前沿线及各斑点中心与点样中心的距离，求出 R_f 值并填写表 3-15。

(3) 将植物色素各斑点的 R_f 值与纯标准的 R_f 值进行比较，并由此得出结论。

表 3-15 植物色素各斑点颜色、形状及 R_f 值

样品名称	斑点颜色、形状	R_f 值

六、思考题

(1) R_f 值是如何测定的？影响 R_f 值的因素有哪些？

(2) 如果利用薄层色谱法做半定量及定量分析，还需要做哪些工作？

实验十七 从茶叶中提取咖啡因

一、目的要求

(1) 了解咖啡因的化学结构和化学性质。

(2) 掌握从茶叶中提取咖啡因的方法，并简单设计鉴定方法。

二、实验原理

茶叶中含有多种黄嘌呤衍生物的生物碱，其中主要成分为咖啡因(又称生物碱)，占 1%～5%。此外，尚有少量的茶碱和可可豆碱，以及 11%～12%的单宁酸(又称鞣酸，易溶于水和乙醇)、约占 0.6%的黄铜色素和叶绿素、纤维素和蛋白质等。

咖啡因的化学名称为 1,3,7-三甲基黄嘌呤，它是白色针状结晶体，无臭、味苦，露置于空气中风化，100℃时失去结晶水，并开始升华，无水物的熔点为 238℃，弱碱性，可溶于水、丙酮和乙醇，易溶于氯仿，较难溶于乙醚和苯。水溶液对石蕊试纸呈中性反应，咖啡因是弱碱性，能与酸反应生成盐。其衍生物苯甲酸钠咖啡因是常用的中枢神经兴奋剂。

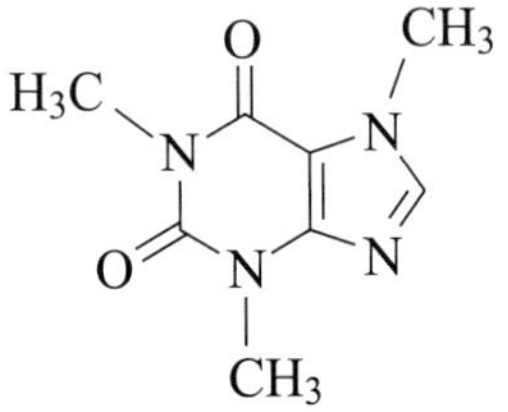

提取的原理是固液萃取，遵循分配定律，必须首先了解咖啡因的溶解行为。咖啡因可溶于水、乙醇、三氯甲烷等溶剂，应从中选取合适的萃取剂将咖啡因提取出来。

提取液中还含有除咖啡因外的其他可溶性物质，如何得到纯的咖啡因是关键问题。咖啡因常含结晶水，100℃时失去结晶水，并开始升华，120℃时升华显著，178℃时升华很快，因此可用升华法提纯。但在此之前应干燥提取物。

干燥时应回收大部分乙醇，干燥方法可采取物理法或化学法。

结合以上分析过程，实验时请思考下列问题：

(1)本实验选用哪种溶剂提取咖啡因？为什么？提取时采用什么装置？

(2)提取液中大致含哪些成分？如何判断咖啡因(无色)提取的程度？

(3)回收溶剂及纯化咖啡因的方法是什么？

(4)升华纯化前为什么要干燥提取物？

三、仪器和试剂

圆底烧瓶，回流冷凝管，索氏提取器，蒸发皿，滤纸，托盘天平，脱脂棉，漏斗，茶叶末，生石灰，95%乙醇。

四、操作步骤

1. 提取

将一长形滤纸卷成比索氏提取器样品管内径略小的圆筒，一端折成底，内垫少许脱脂棉以防止茶叶末漏出，称 8 g 干燥茶叶末[①]装入滤纸桶内并敦实，上盖少

① 茶叶粉碎后可增加表面积，提高提取效率。

许脱脂棉，将上面的滤纸再向内折成凹盖(为什么要凹下去？)，将装好的茶叶筒放入提取器内，其高度不应超过虹管上端的高度(为什么？)，再装好回流提取装置。烧瓶内放两粒沸石，将 70～80 mL 95%乙醇经滤纸筒上端加入①。通冷凝水，水浴加热回流至提取液颜色很浅为止②，约 1.5 h。

2. 回收溶剂

将回流提取装置移去提取器和冷凝管，将提取烧瓶安装成蒸馏装置，回收大部分乙醇至提取液变浓③。

3. 干燥

将浓缩后提取液转至蒸发皿中，加生石灰 3～4 g④，搅拌均匀后，置于水蒸气浴上加热至干。刮下蒸发器内壁附着的固体并将其研成粉末⑤，之后再将其放在石棉网上用小火慢慢焙炒⑥，至水分完全除去⑦。

4. 纯化

将焙炒除尽水的固体粉末铺一层于蒸发皿内，迅速盖上预先准备好的带孔滤纸。为了不使其间留有缝隙，将颈部塞有脱脂棉的漏斗盖在上面⑧，用小火在石棉网上加热升华⑨。当滤纸上出现针状晶体时，说明咖啡因已升华⑩，可暂停加热，待冷却后取下漏斗，将滤纸小心拿下并刮下上面的晶体咖啡因。残渣经搅拌后，

---

①由此加入可在加热回流前先浸泡茶叶至乙醇沸腾，可缩短回流提取时间。

②色素与咖啡因同步提取，据此可判断咖啡因提取程度。

③切勿蒸干，否则难以将提取物倒出。

④生石灰的作用除干燥吸水外，还可与单宁酸等酸性物质生成盐而不致在升华时产生影响，因为盐的温度较高，不致液化，此外生石灰也起到分散质(有机物受热后易成胶态)的作用，便于使提取物研成细小的粉末。

⑤研成粉末利于水分彻底蒸发，否则大颗粒内水分难以彻底除尽。

⑥烘炒时要用小火，并不停翻动，否则易使温度过高，炒焦物质，使咖啡因提前升华而损失。

⑦水分挥发尽需在 100℃时进行，但此时咖啡因已经升华，为减少损失和彻底除净水，应严格控温并缓慢操作。

⑧注意漏斗与滤纸上的小孔范围的大小要合适，必须将小孔全盖住。

⑨升华温度是实验的关键，要小心控制。

⑩此时会有少量水分出现，致使滤纸上有色素附着，污染咖啡因晶体，有时滤纸孔小或者温度低，咖啡因会结晶在滤纸下面而从上面看不到晶体。

用较第一次稍大的火焰做第二次升华至升华完全[①]。刮下咖啡因并合并两次所得，比较其颜色和纯度。

5. 定量

将所得咖啡因在分析天平上称量，计算提取产率。

五、思考题

(1) 茶叶中除咖啡因外还含有其他生物碱，如茶碱、可可豆碱等，也可升华，故所得晶体中不是纯粹的咖啡因，若进一步分离纯化咖啡因可选用什么方法？

(2) 加入生石灰有哪些作用？

(3) 咖啡因结构中，哪个氮的碱性最强？试解释原因。

附注：

回流装置如图 3-10 所示。

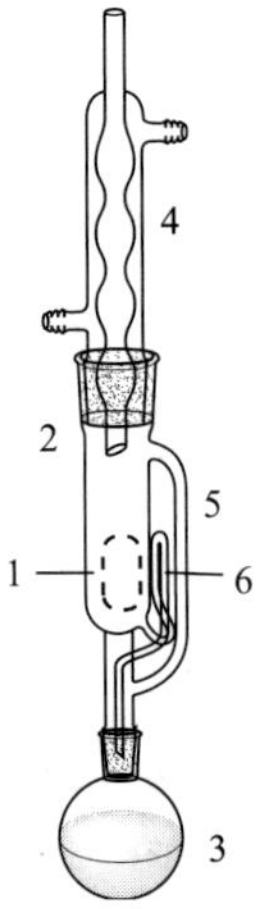

图 3-10　回流装置(未画加热器与冷水管)

1. 装提取物滤纸筒；2. 提取筒；3. 烧瓶；4. 冷凝管；5. 溶剂上升支管；6. 回流管

①为防止少量水分污染晶体，若第一次有水将色素带上来，第一次升华时间可缩短，而将大部分产品留作第二次升华用，在升华过程中必须等到内部蒸气冷却后才可将漏斗放下，否则咖啡因蒸气来不及冷却成固体而跑掉，造成损失。

实验十八　分子模型作业

一、实验目的

(1) 通过构象构体、顺反异构体、对映体分子模型的制作，掌握有机分子立体结构的表示方法。

(2) 掌握立体异构现象，从而理解有机化合物结构与性质的关系。

二、材料

10 个多面体球，4 根弯曲键棒，20 根直键棒，12 个黄球，6 个蓝球，6 个红球，6 个绿球。

三、操作与练习

说明：本次实验报告为完成下列练习一至练习八。

1. 构象异构体

1) 制作甲烷模型

C——多面体球，H——黄球。

在多面体球上找出四个适当的孔，使插入四根键棒后恰好构成键角彼此相等的四面体构型。

练习一：表示甲烷的立体结构。

2) 制作正丁烷模型

C(2)、C(3)——多面体球，H——黄球，CH_3——红球。

做好模型后，观察其对位、邻位交叉式构象及部分重叠、全重叠式构象。

练习二：用纽曼投影式表示以上四种典型构象，并排列四种典型构象势能的高低顺序。

3) 制作环己烷模型

在椅式构象中观察：

(1) 六个碳原子排列在两个平面内。

(2) 相邻碳原子的构象是邻位交叉式。

(3) 6 个 C—H 键与分子的对称轴平行，称为直立键或 a 键；另 6 个 C—H 键都伸向环外，称为平伏键或 e 键。

在船式构象中观察：

船底相邻两对碳原子的构象都是全重叠式，分子只有一部分碳原子的构象是邻位交叉式，且船头与船尾碳原子上结合的氢原子彼此相距很近，故较不稳定。

4) 椅式环己烷的转环作用

通过 C(1) 键的扭转把椅式变为船式，再扭转 C(4) 即变为另一种椅式。注意观察，在转环过程中，所有 a 键都变成 e 键，所有 e 键都变成 a 键。但是，转环时，在环上面的氢原子不可能转到环下面，总保持着原来氢原子之间的空间关系，说明构象改变时其构型不变。

练习三：画出环己烷的椅式构象，并画出所有 C—H 键。

2. 顺反异构体

1) 制作 2-丁烯的顺反异构体模型

C——多面体球，H——黄球，CH_3——红球。

2) 制作十氢萘的顺反异构体模型

先制作反-十氢萘模型，然后把某一个桥头碳上所接的氢原子与碳原子互换位置，即可得到顺-十氢萘模型。

观察：两模型中两个桥头氢原子的空间排列情况，为什么反式的较稳定？

练习四：画出顺、反-十氢萘的构象式。

3. 对映(异构)体

1) 含一个手性碳原子的对映体

制作乳酸的对映体模型。

C——多面体球，H——黄球，CH_3——绿球，COOH——蓝球，OH——红球。

观察：

(1) 把两个模型都置于桌面上，使蓝球向着上方，俯视，观察红球—绿球—黄球是顺时针排列还是逆时针排列。

(2) 模型中有对称面或对称中心吗？

(3) 两个模型能否重叠？

(4) 怎样理解对映体关系？

(5) 模型中的红球换成黄球还有无对映体？为什么？

练习五：

(1) 按照投影规则，根据模型写出乳酸中一对对映体的费歇尔投影式，并标明其 *R*/*S* 构型。确定乳酸的构型时，应先将 C 上的四个基团按顺序编号，然后拿起模型，把氢原子放在视线的远端，观察其余三个基团编号由大到小的排列顺序，顺时针排列的为 *R* 型，逆时针排列的为 *S* 型。

(2) 写出 *R*-2-氯丁烷、*S*-2-氯丁-1-醇的费歇尔投影式。

2) 含两个不同手性碳原子的对映体

制作投影式如图 3-11 所示的分子模型。

练习六：标出上述分子的 *R*/*S* 构型。

3) 含两个相同手性碳原子的对映体

制作内消旋酒石酸的分子模型。

练习七：找出对称面、对称中心，并分别用费歇尔投影式及透视式表示。

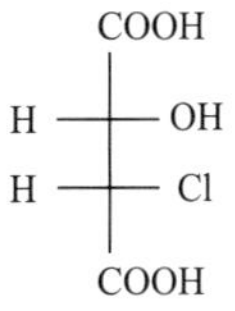

图 3-11　两个不同手性碳原子的投影式

4) 制作 1,2-二甲基环己烷模型

环内 C——多面体球，H——黄球，CH_3——红球。

练习八：

(1) 观察顺式与反式异构体中 C—H 键、C—C(CH_3) 键的类型，用透视式表示。

(2) 观察顺式与反式异构体中是否有手性碳原子，是否有对称面、对称中心。顺式异构体是否有旋光性？反式呢？

实验十九　葡萄糖变旋现象及糖的性质

一、实验目的

(1) 观察 *α*-D-葡萄糖溶液的变旋现象。

(2) 学习使用旋光仪的方法。

(3) 熟悉糖的主要化学性质。

二、实验原理

糖是多羟基醛、多羟基酮(包括环状和开链结构)和它们的缩合物。糖根据是否水解及水解产物分为单糖、双糖和多糖。单糖具有还原性，凡具有环状结构的单糖在溶液中都具有变旋现象。

对于 D-葡萄糖，用不同的溶剂结晶，可以得到 *α*-和 *β*-两种构型的晶体，其比旋光度分别为+112°和+18.7°。新配制的 *α*-或 *β*-D-葡萄糖溶液的比旋光度都随时间而改变，直至达到+52°。这种自行改变比旋光度的现象称为变旋现象。其原因是，在糖的溶液中 *α*-和 *β*-两种环状构型通过开链结构逐渐地相互转变，直至达到平衡。

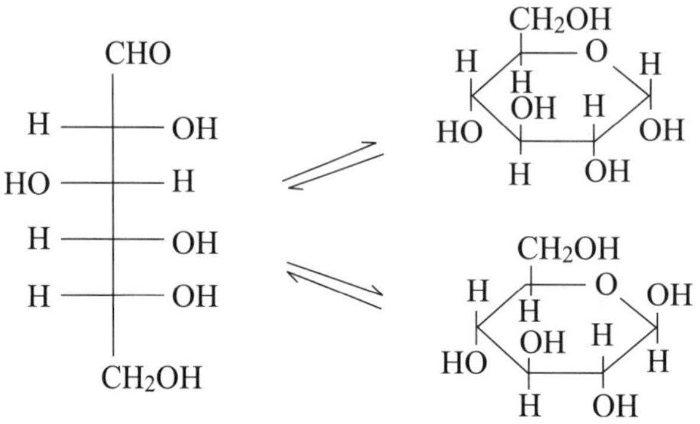

通过旋光仪可以观察到 *α*-D-葡萄糖和 *β*-D-葡萄糖溶液旋光度的改变，从而证实葡萄糖具有变旋现象。

三、仪器和试剂

圆盘旋光仪(图 3-12)，托盘天平，电炉，100 mL 量筒、玻璃棒、250 mL 烧杯、滤纸条，*α*-D-葡萄糖，2%葡萄糖溶液，2%果糖溶液，2%蔗糖溶液，2%麦芽糖溶液，2%淀粉溶液，班氏试剂，1%碘溶液，10% Na_2CO_3 溶液，3 $mol \cdot L^{-1}$ H_2SO_4 溶液，浓 HCl 溶液。

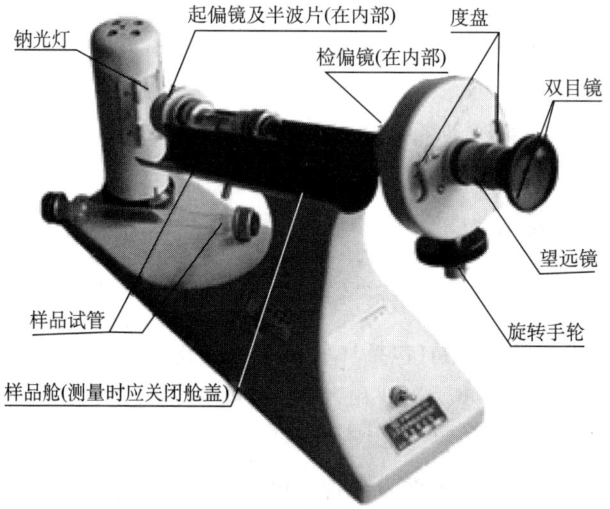

图 3-12　旋光仪的构造

四、操作步骤

1. 葡萄糖的变旋现象

称取 5 g α-D-葡萄糖置于烧杯中，量取 50 mL 蒸馏水，倒入烧杯中，搅拌使葡萄糖溶解。

接通电源，开启开关，当钠光灯呈现均匀的黄色时，开始下列操作。

1）校正零位

把装满蒸馏水的管置于测试槽中，盖好盖子，轻轻地转动旋钮，使目镜中出现部分明部分暗的情况[图 3-13(a)或(c)]。继续转动旋钮，直到目镜中的视野亮度最低且均匀，如图 3-13(b)所示，这就是零度视场。如果这时指针不在零刻度的位置，就说明仪器有零位偏差。记下这一偏差，以后每次的测试读数都减去这一偏差便为其真正的旋光度。

仪器一：

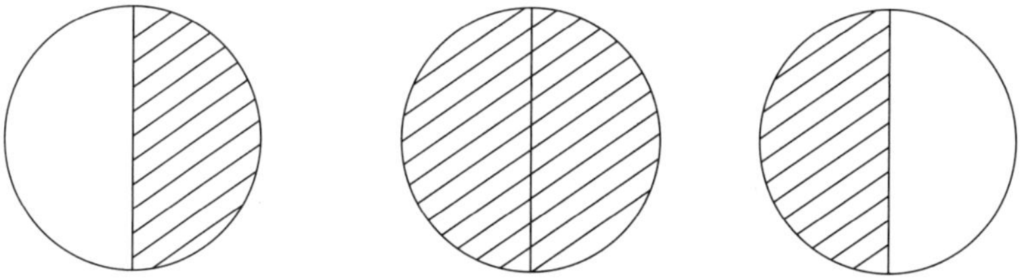

(a) 小于或大于零度视场　　(b) 零度视场　　(c) 大于或小于零度视场

仪器二：

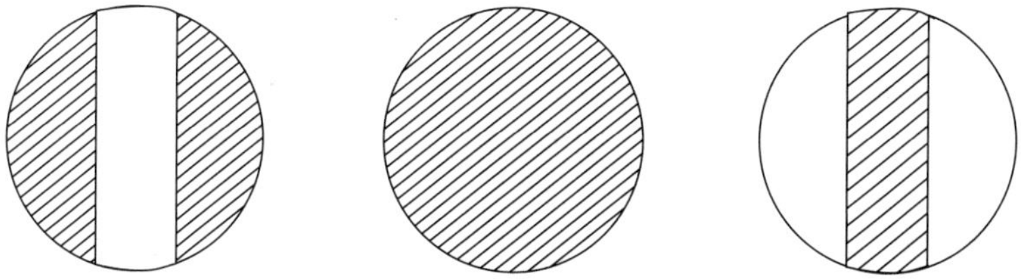

(a) 小于或大于零度视场　　(b) 零度视场　　(c) 大于或小于零度视场

图 3-13　零度视场的校正

2）测定样品溶液的旋光度(仪器精度是 0.05°)

当仪器调到零度视场后，先用待测液淋洗测试管两次，然后装进待测液，用擦镜纸把管外壁的液体擦干净，再把装有溶液的测试管放入测试槽中，盖好盖子。

此时，即可由目镜中观察到视野部分变暗。显然，这是光线通过盛有光学活性物质溶液的测试管时，偏振面向右方或左方偏转所引起的。为了测定偏振面旋转的度数，需要小心地向右或向左转动检偏镜(或旋钮)，直到零度视场再度出现为止。这时读数盘上指针所指的刻度就是溶液的旋光度(扣除零位偏差)。这样操作三次，记录数据并取其平均值。30 min 后，再测定一个旋光度值，从两个结果中即可看出变旋情况。

为了得到亮度相等的零度现场，向右方(顺时针方向)转动旋钮时，则样品称为左旋物，用负号(–)表示；反之，若向左方(逆时针方向)转动旋钮时，则是右旋物，用正号(+)表示。本实验中所用样品是 α-D-葡萄糖，属右旋物质，因此获得零度视场后，应向左方轻轻旋转旋钮，方能使零度视场再次出现。

圆盘旋光仪刻度盘读数示例如图 3-14 所示。

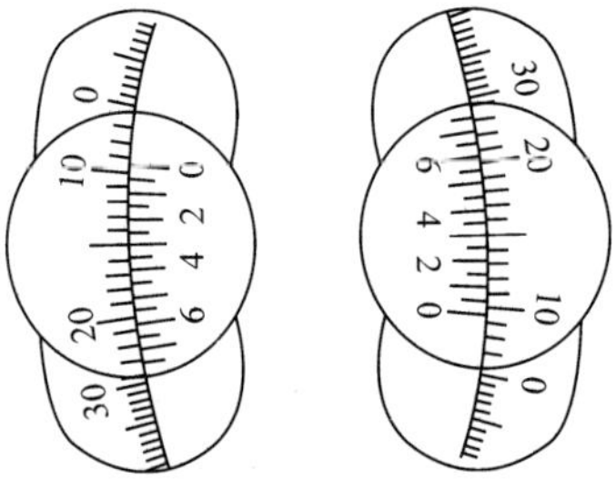

图 3-14　圆盘旋光仪刻度盘读数示例

圆盘旋光仪采用双游标卡尺读数，以消除度盘偏心差。度盘分 360 格，每格一度，游标卡尺分 20 度，等于度盘 19 格，用游标直接读数到 0.05 度。如图 3-14 所示，游标 0 刻度指在度盘 9～10 格之间，游标第 6 格与度盘某一格完全对齐，故读数为 α=+(9.00°+ 0.05°×6)=9.30°。

测量完毕后，把测试管的液体倒掉，用蒸馏水洗净，并用滤纸擦净。

2. 糖的性质

1)糖的还原性——与班氏试剂的反应

在 4 支干净的试管中各加入 1 mL 班氏试剂，然后分别加入 1 mL 2%葡萄糖、果糖、麦芽糖、蔗糖溶液，混合后置于水浴中加热 5 min，观察颜色变化及沉淀析出。

2)糖的水解

在试管中加入 1 mL 2%蔗糖溶液、3 滴 3 $mol{\cdot}L^{-1}$ H_2SO_4 溶液，将试管在水浴

中加热 5～10 min，使其水解，冷却后，加入 10% Na_2CO_3 溶液至呈碱性，然后加 1 mL 班氏试剂，放入沸水浴中加热 3～4 min，观察结果。

3) 淀粉的性质

(1) 在一支试管中加入 3～5 滴 2%淀粉溶液，然后加 1 滴 1%碘溶液，观察颜色。

(2) 在试管中加入 10 滴 2%淀粉溶液，加 10 滴班氏试剂，在沸水浴中加热数分钟，取出试管，观察有无变化。

(3) 取 3 mL 2%淀粉溶液加入试管中，加五六滴浓 HCl 溶液，在沸水浴中加热约 20 min 使其水解。冷却后，取数滴此水解液，加 1 滴 1%碘溶液，待反应液对碘溶液不再呈现蓝色反应后，继续加热煮沸数分钟。冷却后，加入 10% Na_2CO_3 溶液至呈碱性，然后加 10 滴班氏试剂，把试管放入沸水浴中加热数分钟，取出试管观察结果，并与实验(2)比较。

五、思考题

(1) 什么是变旋现象？产生变旋现象的原因是什么？通过哪种实验方法可研究变旋现象？

(2) 蔗糖及其水解液有无变旋现象？为什么？

(3) 具有什么结构的糖类化合物有还原性？

参 考 文 献

北京大学《大学基础化学》编写组. 2003. 大学基础化学. 北京: 高等教育出版社
李华侃, 于秋泓. 2011. 医用化学实验. 北京: 科学出版社
李尚德 . 2011. 医用有机化学实验. 北京: 科学出版社
南京大学化学实验教学组. 2010. 大学化学实验. 北京: 高等教育出版社
唐玉海. 2014. 医用有机化学. 3 版. 北京: 高等教育出版社
王学东, 刘君. 2010. 医用化学实验. 济南: 山东人民出版社
魏祖期. 2008. 基础化学. 7 版. 北京: 人民卫生出版社
武汉大学. 2006. 分析化学(上、下册). 5 版. 北京: 高等教育出版社
徐春祥. 2007. 基础化学. 2 版. 北京: 高等教育出版社
徐红, 杜曦. 2015. 医用化学. 北京: 北京大学医学出版社
余瑜, 尚京川. 2013. 医用化学实验. 2 版. 北京: 科学出版社
赵温涛, 马宁, 王元欣, 等. 2017. 有机化学实验. 北京: 高等教育出版社
Bruice P Y. 2003. Organic Chemistry. 4th ed. Upper Saddle River: Prentice Hall
Clayden J P, Greeves N, Warren S, et al. 2001. Organic Chemistry. Oxford: Oxford University Press
Graham Solomons T W, Fryhle C B. 2004. Organic Chemistry. 北京: 化学工业出版社
Miessler G L, Tarr D A. 2007. Inorganic Chemistry. 3rd ed. 北京: 高等教育出版社
Patrick G L. 2002. Organic Chemistry. 北京: 科学出版社

附　　录

一、水银温度计和贝克曼温度计

(一)水银温度计

水银温度计是常用的测量工具。它的优点是使用简便、准确度较高，测温范围为–35～600℃(测高温的温度计毛细管充有高压惰性气体，以防水银气化)。但水银温度计的缺点是读数易受许多因素的影响而引起误差，在精确测量中必须加以校正。下面提出有关的主要校正项目。

1. 示值校正

温度计的刻度是按定点(水的冰点及正常沸点)将毛细管等分刻度，但由于毛细管直径的不均匀及水银和玻璃的膨胀系数的非严格线性关系，因此读数不完全与国际温标一致。对标准温度计或精密温度计，可由制造厂或国家计量管理机构进行校正，给予检定证书，附有每5℃或10℃的改正值。这种检定的手续比较复杂，要求比较严格。在一般实验室中，对于没有检定证书的温度计，可把它与另一支同量程的标准温度计同置于恒温槽中，在露出度数相同处进行比较，得出相应改正值。其余没有检定到的温度示值可由相邻两个检定点的改正值线性内插而得。如果作成图示的校正曲线，使用起来就比较方便，这时

改正值=标准值–读数值

故

标准值=读数值＋改正值

例如，具有如附图1所示的这种校正曲线的温度计，35℃时的实际温度=35.00℃＋0.03℃=35.03℃。

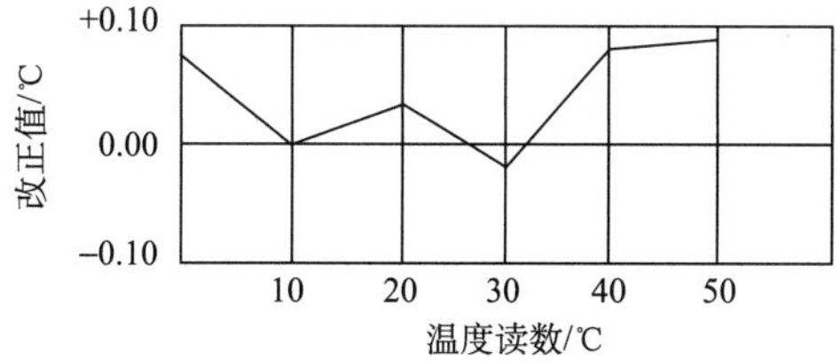

附图1　水银温度计示值校正曲线

2. 零点校正(冰点校正)

玻璃属于一种过冷液体，是热力学不稳定体系，体积随时间有所改变；另一方面，当玻璃受到暂时加热后，玻璃球不能立即回到原来的体积，这些因素都会引起零点的改变。标准温度计和精密温度计都附有零点标记。因为冰点的检验简单而准确，对于要求不太高的温度计都附有零点标记，可每两个月或半个月检定一次，要求高时(如标准温度计)则每次测定完后都应检定冰点，这样才能把加热引起的暂时变化考虑在内。对不超过 400℃的温度计，可认为冰点位置的改变会引起温度计所有示值的位置都有相同的改变。例如，温度计原检定证书上注明的零点位置已升高了 0.03℃–(–0.02℃)=0.05℃，所以温度计的读数也相应增加了 0.05℃，这时应从读数中减去 0.05℃才得到正确温度。因此，考虑了零点改变后的示值改正应按以下公式计算：

改正值=原证书上的改正值＋(证书上零点位置–新测得零点位置)

如果零点位置未变，则直接用原证书上的改正值即可。

应该注意，一等标准水银温度计的示值改正是把零点位置换算为恰在 0℃时给出的改正值，故一等标准温度计的改正值按下式计算：

改正值=原证书上改正值–新测得零点位置

附图 2(a)是由一个夹层玻璃容器做成的冰点器，空气夹套起绝热作用，以免冰很快融化，融化的冰水从底部小管排出。容器中水面比冰面稍低，冰粒必须很细，能很好地围绕温度计，应注意冰水混合物中不应含有空气泡。也可用附图 2(b)所示的保温瓶作冰点器，用虹吸管排出水。此外，可用一大漏斗下接橡胶管，做成简单冰点器，见附图 2(c)。要求准确度高时，需用蒸馏水凝成的冰。一般可从

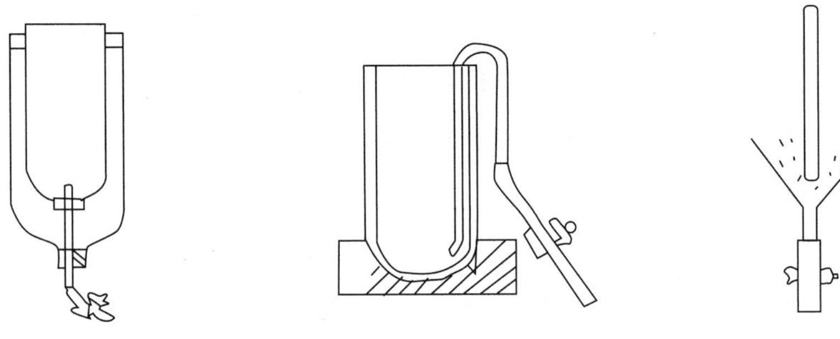

(a)　　(b)　　(c)

附图 2　冰点器

冰厂购得的冰中选出洁白的冰块，用蒸馏水洗净，并注意粉碎时不能引入杂质，用预冷的蒸馏水淹没冰层，再用清洁木片搅拌压紧，从橡胶管把水放出到上层变白为止。将已预冷的温度计垂直插入冰点器，零点标线露出冰面不超过 5 mm。温度计插入后不得随意提起，以免底部形成孔隙。等待 10～15 min 后，每 1～2 min 读数一次，读数稳定后，以连续三次读数的平均值为冰点测定值。

3. 露茎校正

如果只将水银球浸入被测介质中而让温度计杆露出介质，则读数准确性将受到两方面的影响：①露出部分的水银和玻璃的温度不同于浸入部分，且随环境温度而改变，因此其膨胀情况不同；②露出部分长短不同，受到的影响也不同。为了保证示值准确，校正温度计时将杆浸入被测介质中只露出很小一段(一般不超过 10 mm)，以便读数，这样读数的温度计称为全浸温度计。但在实际使用时不便于全浸读数，故只得对露出部分引起的误差设法进行校正，露茎校正公式是

$$\text{露茎校正值}=K\times n(t-t_s)$$

式中，K 为水银在玻璃中的视膨胀系数，对水银温度计为 0.000 16，对多数有机液体温度计为 0.001；n 为露出部分的温度度数；t 为被测介质温度；t_s 为露出水银柱的平均温度，由辅助温度计测定。

例如，设某一温度计经示值和零点校正后读数为 84.76℃，开始露出温度示值为 20℃，测得露出部分水银柱平均温度 38℃，因此

$$\text{露茎校正值}=0.000\,16\times(85-20)\times(85-38)=+0.49(℃)$$

故

$$\text{实际温度}=84.76+0.49=85.25(℃)$$

由此可见，当使用全浸温度计时，如果忽略露茎校正，可能引起很大的误差。露茎校正的准确度主要取决于露茎平均温度测定的准确度。如果用另一支悬挂温度计靠近露出水银柱中部来测平均温度，可能使测定误差达到 10℃。这时上例中校正值误差就达到 0.000 16×65×10 = 0.12(℃)。如果将辅助温度计水银球贴近露出水银柱的中部，再用锡箔小条将二者包裹在一起，可使测定误差小于 5℃。

为避免露茎校正的麻烦，在要求准确度不是很高时，也可采用非全浸式温度计。如果按说明书指定的浸入深度和环境温度下使用，也可得到较准确的结果。

(二) 贝克曼温度计

附图 3 为贝克曼温度计示意图，其最小刻度是 0.01℃，估计读数可以到 0.002℃，整个温度计的刻度范围一般是 5℃或 6℃，可借顶部储汞槽调节水银球中的汞量，用于测量介质温度为–20～155℃不超过 5℃或 6℃的温差，故这种温度计特别适用于量热、测定溶液的凝固点下降和沸点上升，以及其他需要测量微小温差的场合。

使用贝克曼温度计时，首先需要根据被测介质的温度，调整温度计水银球的汞量。例如，测量温度降低值时，则贝克曼温度计置被测介质中的读数应是 4℃左右为宜。如果汞量过少，汞柱达不到这一示值，则需将储汞槽 R 中的汞适量转移至水银球 H 中。为此，将温度计倒置，使 H 中的汞借重力作用流入 R，并与 R 中的汞相连接(如果倒立时汞不下流，可以将温度计向下抖动，或将 H 放在热水中加热)。然后慢慢倒转温度计，使 R 位置高于 H，借重力作用，汞从 R 流向 H，到 R 处的汞面对应的标尺温度与被测介质温度相当时，立即抖断水银柱，其办法是右手持温度计约 1/2 处，轻轻在左手拇指与食指之间的凹处敲打 R 部位，使汞顶部毛细管端断开。然后将温度计水银球置被测介质中，看温度计示值是否恰当，如果水银还少，则再按上法调整；如果水银过多，则需从 H 中赶出一部分水银至 R 中。

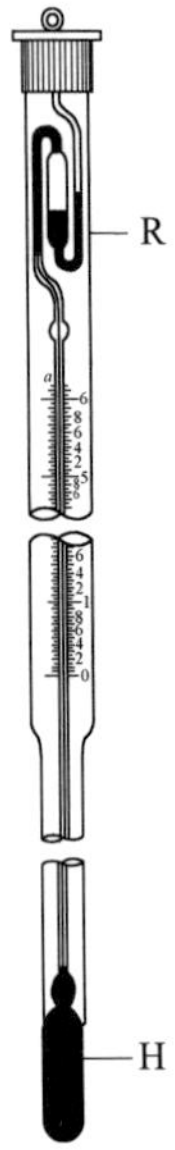

附图 3　贝克曼温度计

如果要测定温度升高值，则需将温度计受测介质中的示值调整到 1℃附近。

使用放大镜可以提高读数精度，这时必须保持镜面与汞柱平行，并使汞柱水银弯月面处于放大镜中心，观察者的视线必须保持正确的高度，使读数处的标线看起来是直线。当测量精确度要求高时，对贝克曼温度计也要进行校正。

二、电桥及电导仪

(一) 直流电桥

附图 4 是直流电桥的原理。R_1、R_2、R_3 和 R_4 分别表示电桥四支线的电阻，电源和检流计分别接对角线 bc 和 ad。接通电源后，调整电阻至检流计无电流通过，

这时电桥达到平衡，a、d 两点电位相等，由此得

$$I_1R_1=I_3R_3 \qquad I_2R_2=I_4R_4$$

两式相除，即

$$\frac{I_1R_1}{I_2R_2}=\frac{I_3R_3}{I_4R_4}$$

又因 a、d 无电流通过，故

$$I_1=I_2 \qquad I_3=I_4$$

从而

$$\frac{R_1}{R_2}=\frac{R_3}{R_4} \tag{1}$$

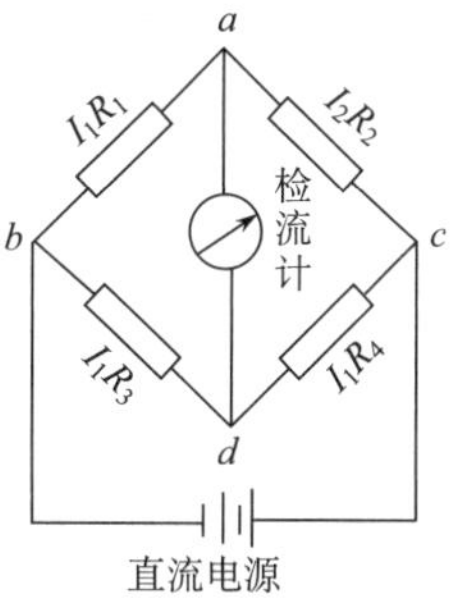

附图 4　直流电桥的原理

例如，R_1 是未知电阻，R_2 是可变电阻箱，R_3、R_4 是固定电阻，但可使这两个电阻的比值变换，故称比例臂。当未知电阻接入桥路后，调节比例臂及可变电阻箱使电桥平衡，即可按式(1)求出未知电阻。

在电解质溶液中插入两片惰性电极并通以直流电时，常伴随电解过程，有时还在电极上析出气体。电解的结果就是使溶液的组成发生改变，因此引起电导的改变。而气体的析出则加剧电极极化，从而增大溶液电阻，因此用直流电源测定溶液电阻难以获得准确的结果。通常解决的方法是用较高频率的交流电，并将电极镀以铂黑。在交流电波形对称的条件下，电解作用可避免，则镀铂黑电极能减轻极化。

(二)交流电桥

交流电桥广泛用于电阻、电容和电感的测量。在化学领域中交流电桥常用于测量溶液电阻和电容，也就是溶液的电导和介电常数。

1. 交流电桥的平衡条件

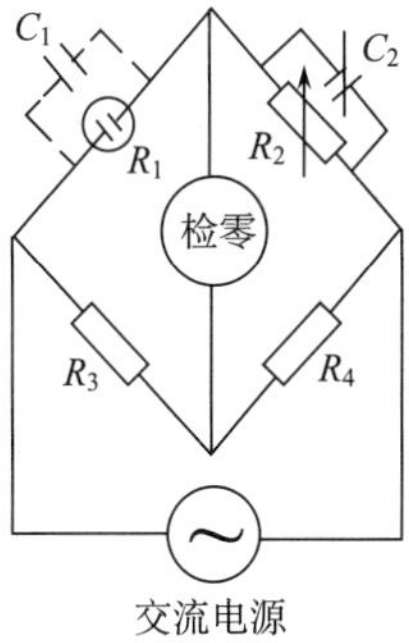

附图 5　交流电桥的原理

当直流电通过导体时，漏电的原因仅限于绝缘不良。但对交流电来说，漏电的原因则较复杂，它可能通过电路的各部分之间及电路与大地之间的电容耦合而漏电；也可通过电路间的互感及外界电磁场的耦合而漏电，漏电现象随频率增高而加剧。另外，由于电导池两原片间形成电容，可使附图 5 中 R_1、R_2 两支线的电流不同相位，因此使平衡指示器难于找到平衡点。

对于交流电来说，欧姆定律的表达式如下：

$$E=IZ \tag{2}$$

式中，Z 为电路的阻抗。

这时惠斯通电桥平衡的条件将具有下面的形式：

$$\frac{I_1Z_1}{I_2Z_2}=\frac{I_3Z_3}{I_4Z_4}$$

如果电桥的电路对地没有漏电，电桥各部分之间也不漏电，并且电桥各支路间没有互感，则平衡时 $I_1=I_2$，$I_3=I_4$，从而有

$$\frac{Z_1}{Z_2}=\frac{Z_3}{Z_4} \tag{3}$$

因此，当满足上述条件时，对交流电来说，在惠斯通电桥中不是电阻平衡，而是阻抗平衡。

实际用于测量的交流电桥，都把两邻边 R_3、R_4 用阻值和结构相同的两个无感电阻制成，因此可认为

$$Z_3=R_3 \qquad Z_1=R_4$$

而另两臂的阻抗复量：

$$Z_1=\frac{1}{\frac{1}{R_1}+j\omega C_1} \qquad Z_2=\frac{1}{\frac{1}{R_2}+j\omega C_2}$$

代入式(3)得

$$\frac{1}{\frac{1}{R_1}+j\omega C_1}R_4=\frac{1}{\frac{1}{R_2}+j\omega C_2}R_3$$

因 $R_3=R_4$，解上式得

$$R_1=R_2 \qquad C_1=C_2$$

也就是说要在与电导池的 R_1 相邻的 R_2 并联一个与电导池的电容 C_1 相等的电容 C_2，达到两臂的相位角相等。

总的来说，用交流电桥测定溶液电阻应该做到：①不应漏电；②相邻两臂的相位角相等。为了满足第一个条件，需要合理安排电桥元件的位置，使它们相互之间以及与外界磁场源之间保持一定距离，以减少相互间的耦合。同时，应对元件采取完善的电磁屏蔽和接地措施，使各种电磁耦合对测量的影响减至最小。为满足第二个条件，主要是调整与电导池相邻的一个臂的电容，使其与电导池电容相等(因为电导池两平行电极在空气中的电容虽然很小，但放在介电常数大的水溶液中时，其电容值就较大)。

2. 交流电源和指零仪器

如前所述，为了避免电极极化，应采用较高频率的交流电源。交流电的波形

应对称，谐波系数要小，最好是纯的正弦波，这样正、反两方向流过的电量完全相等，因此可认为在电极上没有化学反应发生。如果交流波形不对称，则总的来说，某一方向通过的电量就会过剩，从而产生与直流电相同的效应，使电极极化。

使电桥通过弱电流的目的在于防止电导池中产生热效应而使温度发生改变，同时也是为了减少极化。所以，电源电压一般不超过 10 V，甚至可低到 0.5 V。

通常所用交流电频率在 1000 Hz 左右。频率过低，难以消除极化；增大频率虽然有利于消除极化，但漏电现象即杂散场对测量的影响就更加严重，故对高阻溶液宜采用低频。当以耳机作指零仪器时，以频率为 1000 Hz 的灵敏度最高。

目前多采用电子管振荡器作交流电源，最好是采用变压器对称输出。耳机可检查出 10^{-9}A 的电流，是简单、灵敏的检流仪器。如果在耳机之前装音频放大器，还可把耳机的灵敏度大大提高。

商品电导仪常用影示管(电眼)作指零仪器，但灵敏度不是很高。也常采用将电桥输出经放大、检流后用直流检流计指零的方法。此外，用示波器指零的灵敏度很高，但设备较贵。

3. 电导池

为了防止极化，一般都用镀铂黑的铂电极。但铂黑可能对某些物质起催化作用，也可能从溶液中吸附溶质，从而改变其浓度，对特别稀的溶液就更为严重，这时就要用光铂电极。为了减少测量误差，可以适当改变电导池结构，以适应测量不同阻值范围的需要。对电阻大的溶液宜用面积大、距离近的电极；对电阻小的溶液宜用面积小、距离大的电极，实质上就是要求电导池常数不同。电解质水溶液的电导率通常为 10^{-7}～10^{-1} $\Omega^{-1}\cdot cm^{-1}$，要准备三种不同电导池常数的电导池。

电导池常数可用已知电导率的 KCl 溶液测定。25℃时 KCl 的电导率如下：

浓度 /$(mol\cdot L^{-1})$	1	0.1	0.01	0.001	0.000 1
电导率 /$(\Omega^{-1}\cdot cm^{-1})$	0.111 9	0.012 89	0.001 413	0.000 146 9	0.000 014 89

$$\kappa = L \cdot \frac{l}{A} = \frac{K}{R}$$

式中，κ 为电导率，$\Omega^{-1}\cdot cm^{-1}$；R 为电阻，Ω；l 为电极距离，cm；A 为电极面积，cm^2；K 为电导池常数，cm^{-1}。测得已知电导率的 KCl 溶液的电阻 R 后，即可按上式求得电导池常数 K。

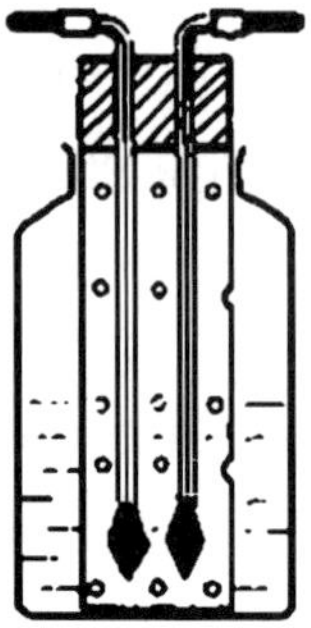

附图 6
电导池

电导池的形式很多，并有多种现成的商品电极出售。一般实验时用也可做成如附图 6 所示的电导池。这种电导池的制作比较简单。如果没有铂片，也可用金片，并镀上铂黑，仍然适用。金和铂丝可直接在喷灯上焊接。

4. 电导仪

目前国内广泛使用的电导仪是直读式的，测量范围广，操作简便，当配上适当的组合单元后，可达到自动记录的目的。

电导仪的测量原理是根据欧姆定律：

$$i_x = \frac{E}{R_x + R_m}$$

式中，E 为由振荡器输出的一个稳定的标准电压；R_x 为电导池电阻；R_m 为标准电阻；i_x 为产生的电流。由于 R_m 和 E 都是不变的，且设定 $R_m \ll R_x$；则 $i_x \propto \frac{1}{R_x}$，即电流 i_x 的大小正比于电导池两极间溶液的电导 $\frac{1}{R_x}$。此电流在 R_m 所产生的电压 E_m 也将正比于 i_x，因此 E_m 经放大器线形放大后，经毫安表显示的示值也就直接与电导成正比。在放大器的输出回路中串联了一个 10 Ω 的标准电阻，由于指示仪表是满程 1 毫安表，故此标准电阻两端的最大电压输出是 10 mV。接上 10 mV 的记录仪，便可把电导随时间的变化规律显示出来。当使用电导仪时，需按所用电极的电导池常数拨正仪器上的电导池常数旋钮。下面简单介绍仪器的使用方法。

(1) 未通电前，拨正表头零点，然后通电预热 10 min。

(2) 选择电极：对电导很小的溶液用光亮铂电极；对电导中等的用铂黑电极；对电导很高的用 U 形电极。电极接好插入被测溶液中。使用电导仪时，使电导池常数开关所指数值与所用电极上的常数值相符。

(3) 将开关拨向“校正”，再拨“调整”旋钮使指针停在指定外。

(4) 将量程选择开关拨到所需的测量范围，开关拨向“测量”。如果预先不知被测溶液电导的大小，应先从最高挡逐挡下降达到所需量程范围。

三、旋　光　仪

非偏振光通过各向异性晶体(如方解石)时由双折射产生两条互相垂直的平面偏振光。由于这两条光线的折射率不同，因此当非偏振光 S 以一定的入射角投射到尼科耳棱镜上时，称为寻常光线的 O 光线，在第一块直角棱镜与树胶的交界面上全反射后即被棱镜框上涂黑的表面吸收。称为非常光线的 E 光线(振动方向与主截面平行)则透过树胶层及第二棱镜射出，从而获得单方向的平面偏振光，如附图 7 所示。折射光线与晶体光轴所构成的平面称为主截面，如附图 8 所示。

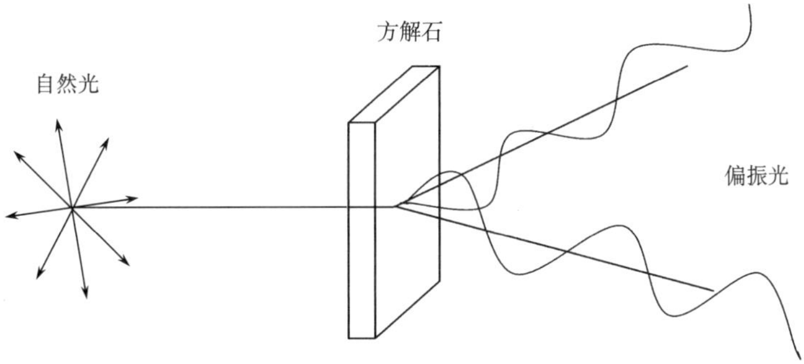

附图 7　自然光被分解为偏振光

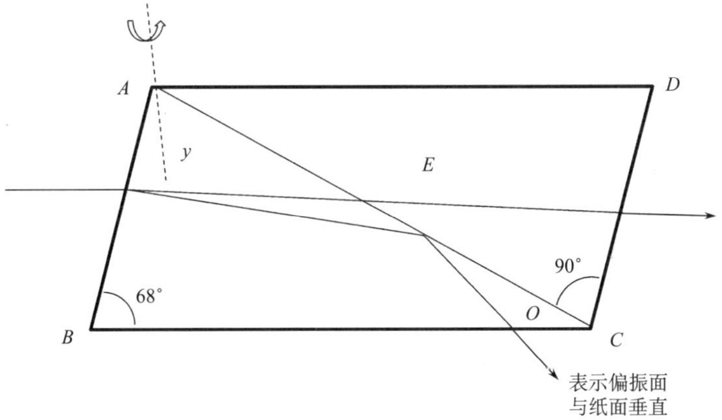

附图 8　尼科耳棱镜主截面图

如附图 9 所示，若在一个尼科耳棱镜后另置一个尼科耳棱镜，两者主截面互相平行，由第一尼科耳棱镜(称为起偏镜)射到第二尼科耳棱镜(称为检偏镜)的偏振光全能通过；当两个主截面互相垂直，则由第一尼科耳棱镜射到第二尼科耳棱镜的偏振光将全不能通过；当两个主截面的夹角介于 0°～90°时，透过光强将被减弱。设在两个主截面互相垂直的起偏镜和检偏镜之间放置一个玻璃旋光管。当管内无溶液时，视野是黑暗的。当管内充满含有旋光性物质的溶液(如蔗糖溶液)时，因溶液使光的偏振平面旋转了某个角度，从视野可见到一定的光亮。这时如果将检偏镜相应旋转某一角度后，又可使视野重新变暗。检偏镜旋转的角度即等于光的偏振平面在通过溶液后的旋转角。

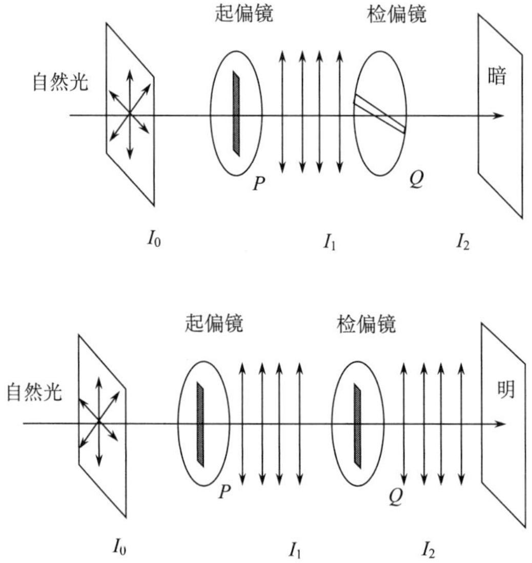

附图 9　光通过尼科耳棱镜示意图

要将起偏镜和检偏镜的主截面转动在相互垂直的位置是不容易做到十分准确的。为了克服这一困难，在起偏镜后另置一狭长石英片(附图 9)。石英片具有旋光性，使石英片和起偏镜的主截面间夹一小角度 δ (2°～3°)。如果检偏镜主截面与起偏镜及石英片主截面相交的角相等($\delta/2$)，旋光管未装旋光物质时，则视野内各部分亮度相同[附图 10(a)]，以此作为零点。若在旋光管中放置旋光物质，则将使偏振面旋转某一角度，视野中出现明暗不等两个区域[附图 10(b)和(c)]。将检偏镜旋转一角度使亮度重新相等，所旋角度即溶液使光偏振面所旋角度。对于具有旋光物质的溶液，旋光角 α 与溶液的浓度 c 和溶液层厚度 L 成正比，其比例系数称为旋光常数，它除依赖于旋光物质的特性外，还与光的波长及溶液温度有关。

一般以比旋光度作为量度物质旋光能力的标准。当偏振光通过 10 cm 长的每毫升含有 1 g 旋光物质的溶液后所产生的旋光角称为该溶液的比旋光度，即

$$[\alpha]_\lambda^t = \frac{100\alpha}{Lc}$$

式中，α 为观察到的旋光角；λ 为所用光源的波长；t 为测定温度，℃；L 为光通过溶液柱的长，cm；c 为 100 mL 溶液中旋光物质的质量，g。

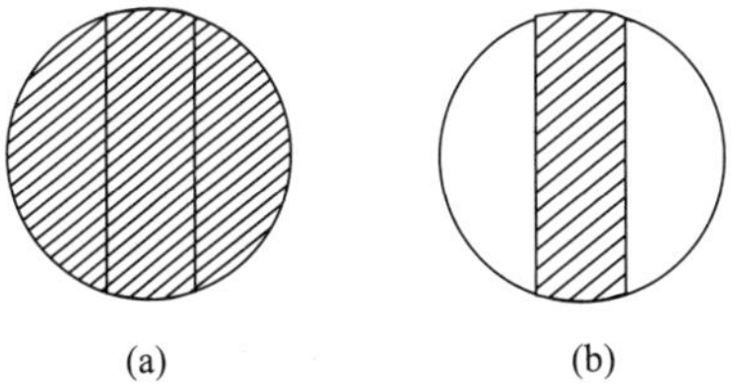

附图 10　旋光镜的视野

一般在 25℃用 D 线(钠光 5890～5896 Å)波长的光源测定，所得比旋光度记作$[\alpha]_{25}^{D}$。由于比旋光度与溶液有关，故表示$[\alpha]$值时还应说明溶剂(如果不说明，一般指水溶液)。

在测旋光度时，若检偏镜是向右旋(顺时针方向)则称为右旋的，用“+”号表示；相反则是左旋的(逆时针方向)，用“–”号表示。

四、阿贝折光仪

单色光从一种介质进入另一种介质时即发生折射现象。在定温下入射角 i 的正弦和折射角 r 的正弦之比等于它在两种介质中传播速度 v_1、v_2之比，即

$$\frac{\sin i}{\sin r}=\frac{v_1}{v_2}=n_{1,2} \tag{1}$$

式中，$n_{1,2}$ 称为折射率，对给定的温度和介质为一常数。

当 $n_{1,2}>1$ 时，从式(1)可知 i 角必须大于 r 角。这时光线由第一种介质进入第二种介质时则折向法线(附图 11)。在一定温度下折射率 $n_{1,2}$ 对于给定的两种介质为一常数，故当入射角 i 增大时，折射角 r 也必相应增大，当 i 达到极大值 π/2 时所得到的折射角 r_c 称为临界折射角。显然，从图中法线左边入射的光线折射

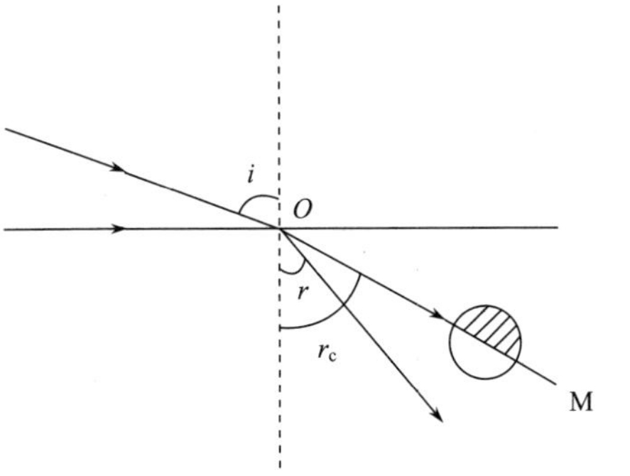

附图 11　光的折射

入第二种介质内时，折射线都应落在临界折射角 r_c 内。这时若在 M 处置一目镜，则见镜上出现半明半暗。从式(1)不难看出，当固定一种介质时，临界折射角 r_c 的大小与折射率(表征第二种介质的性质)有简单的函数关系。阿贝折光仪正是根据这个原理设计的。

阿贝折光仪的外形如附图 12 所示。仪器的主要构件分为两个直角棱镜。两棱镜中间留有微小的缝隙，其中可以铺展一层待测的液体。光线从反射镜射入棱镜后，在 A 面上(附图 13)发生漫射(A 面为毛玻璃面)。漫射所产生的光线透过缝隙的液层从各个方向进入折射棱镜 P_r，经阿密西棱镜消除色散，再经聚焦之后射于目镜上，此时若目镜的位置适当，则目镜中出现半明半暗。

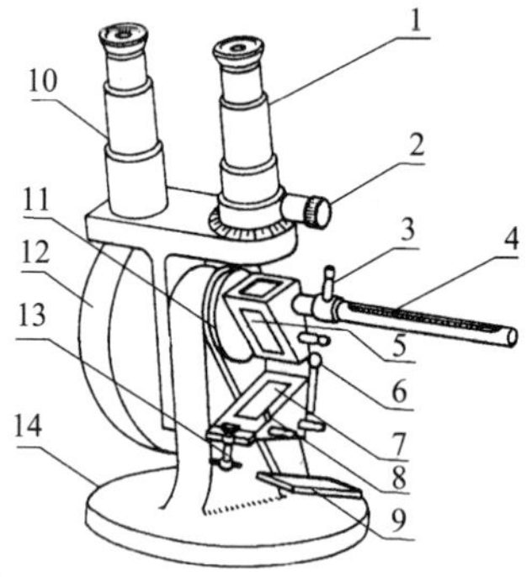

附图 12　阿贝折光仪

1. 测量目镜；2. 消散手柄；3. 恒温水入口；4. 温度计；5. 测量棱镜；6. 铰链；7. 辅助棱镜；8. 加液槽；9. 反射镜；10. 读数望远镜；11. 转轴；12. 刻度盘罩；13. 闭合旋钮；14. 底座

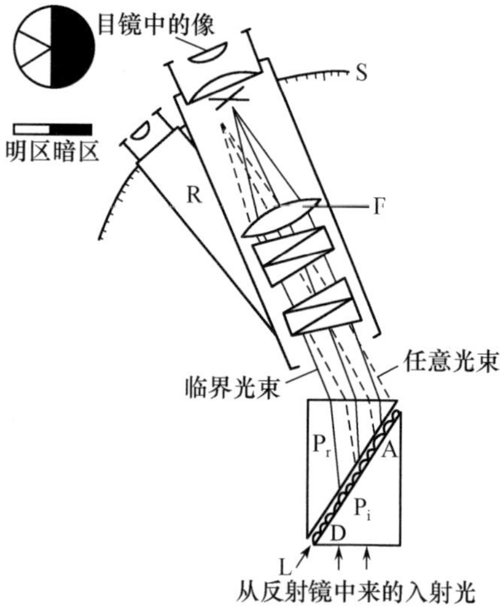

附图 13　光的行程

实验时将棱镜打开，用擦镜纸将镜面擦净后，在镜面上滴少量待测液体，并使其铺满整个镜面，调节反射镜使入射光线达到最强，然后转动棱镜使目镜出现半明半暗，分界线位于十字线的交叉点，这时从放大镜即可在标尺上读出液体的折射率。

实验所用的光常为白光，白光是各种不同波长的光混合而成，由于波长不同的光在相同介质的传播速度不同(色散现象)，所以用白光作光源时，目镜的明暗分界线并不清楚。为了消除色散，在仪器上装有消色补偿器——阿密西棱镜。

消色棱镜是由两块相同但又可反向转动的阿密西棱镜组成的。白光通过这种棱镜后能产生色散。若两棱镜相对位置相同，则光线通过第一块棱镜发生色散后，再通过第二块发生色散，总色散为二者之和。将两块棱镜各反向转动 90°（相当于一块转 180°），则第一块的色散被第二块的色散抵消，总的来说没有色散，出现的是白光。因此，若让已有色散的光通过消色棱镜，可调节棱镜的相对位置使原有色散恰被消色棱镜的色散抵消，出棱镜后各色光线平行，视野中可得到清楚的明暗分界线。

阿密西棱镜的结构特点是钠光 D 线通过后不改变方向，所以消色后的各色光均与钠光 D 线平行，因此测得的折射率与用钠光 D 线测得的一致。

在折光仪嵌目镜的金属筒上有一个供校准仪器用的螺钉。在进行校正时，折光仪应与超级恒温槽相连，使恒温槽的水在两棱镜的外层间循环，并将刻度尺上的读数调节在该温度下标准液体的已知折射率。此时若从目镜中看到的明暗分界线不在交叉点处，则可用仪器附带的专用工具转动螺钉，使分界线移动到十字交叉点上。

折光仪常附有注明折射率的标准玻璃块，可用 *α*-溴萘将其粘在折射棱镜上，不要合上棱镜，打开棱镜背后小窗使光线由此射入，然后用上述方法进行校正。

五、酸　度　计

酸度计也称 pH 计，是准确测定溶液 pH 的常用仪器。它是利用一对电极——指示电极和参比电极在不同 pH 的溶液中产生不同电动势的原理设计的。在实际应用中，也能配以离子选择电极来测量溶液中各种离子的活度或组成量度。

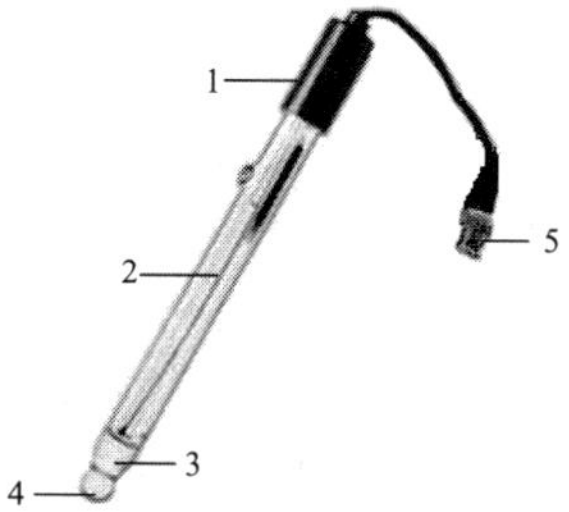

附图 14　玻璃电极

1. 电极帽；2. Ag-AgCl 丝；3. 0.1 $mol\cdot L^{-1}$ HCl 溶液；4. 玻璃球泡；5. 电极插头

指示电极常用玻璃电极(附图 14)，它是在玻璃管下端连接一个用特种导电玻璃吹制成的极薄球泡，薄球内封入一个 Ag-AgCl 电极和 0.1 $mol\cdot L^{-1}$ HCl 溶液，将它插入待测溶液中即得。

$$Ag|AgCl(s)，c(HCl)=0.1\ mol\cdot L^{-1}|玻璃膜|待测溶液$$

室温下该电极的电极电势仅与溶液的 pH 有关，25℃时可用下式表示：

$$\varphi_g = \varphi_g^{\ominus} - 0.05916\ \text{pH}$$

参比电极常用饱和甘汞电极(SCE)，25℃时其电极电势为 0.2415 V。

将上述两电极组成电池，其电动势为

$$E=\varphi_{\text{SCE}}-\varphi_g=0.2415-(\varphi_g^{\ominus}-0.05916\ \text{pH})$$

如果 $\varphi_g^{\ominus}$ 已知，即可以从电动势 E 求出 pH。$\varphi_g^{\ominus}$ 可用一个 pH 准确已知的标准缓冲溶液代替被测溶液而求得，即先将两电极插入标准缓冲溶液(pH_s)中测定电池的电动势(E_s)，然后将标准缓冲溶液换成被测溶液再测定电动势(E)，按下式可算出被测溶液的 pH：

$$\text{pH}=\text{pH}_s=(E-E_s)/0.05916$$

为了使用方便，酸度计是直接以 pH 作为标度的。

实验室中常用的酸度计有雷磁 25 型酸度计和 pHS-2 型、pHS-3C 型酸度计。以下介绍 pHS-3C 型酸度计测定溶液的 pH。

pHS-3C 型酸度计是精密数字显示酸度计，其精密度达 0.02 pH 单位，在实验室常用来测定溶液的 pH 和电位值(mV)。此外，还可配上离子选择电极测出该电极的电极电势。仪器面板调节器如附图 15 所示。

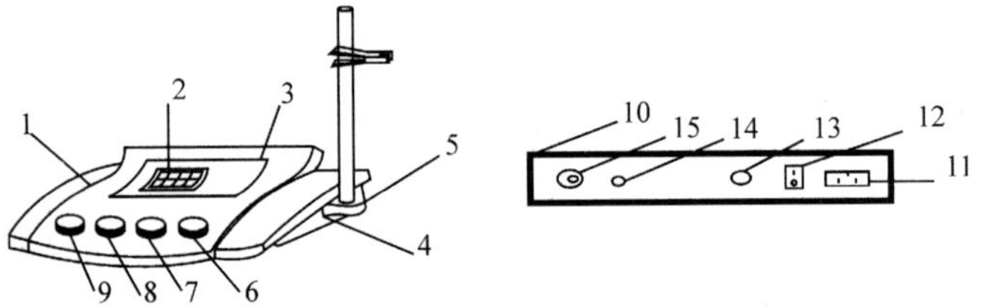

附图 15　pHS-3C 型酸度计

1. 机箱盖；2. 显示屏；3. 面板；4. 机箱底；5. 电极梗插座；6. 定位调节旋钮；7. 斜率补偿调节旋钮；8. 温度补偿调节旋钮；9. 选择开关旋钮(pH、mV)；10. 仪器后面板；11. 电源插座；12. 电源开关；13. 保险丝；14. 参比电极接口；15. 测量电极插座

1. 操作步骤

1)准备

(1)安装电极：把电极夹套在电极杆上，调节电极夹到适当位置，将复合电极夹在电极夹上，拉下电极前段的电极套，用蒸馏水清洗电极，清洗后用滤纸吸干。

(2) 电源线插入电源插座，按下电源开关，电源接通后，预热 30 min，然后进行标定。

2) 标定

仪器使用前先要标定。一般来说，仪器在连续使用时，每天要标定一次。

(1) 在测量电极插座处插上复合电极(如果不用复合电极，则在测量电极插座处插上电极转换器的插头，玻璃电极插头插入转换器插座处，参比电极接入参比电极接口处)。

(2) 把选择开关旋钮调到 pH 挡，调节温度补偿调节旋钮，使旋钮白线对准溶液温度值。将斜率补偿调节旋钮顺时针旋到底(调到100%位置)。将清洗过的电极插入 pH=6.86 的缓冲溶液中，调节定位调节旋钮，使仪器显示读数与该缓冲溶液 pH 一致，然后选择 pH=4.00 或 pH=9.18(与被测溶液的 pH 相近)的标准缓冲溶液进行斜率调节，即通过调节斜率补偿调节旋钮，使仪器示值与第二种标准缓冲溶液 pH 一致。重复操作直至不用再调节定位或斜率两调节旋钮为止，仪器完成标定。标定后的仪器在测定过程中，不可再动定位及斜率补偿调节旋钮。

3) 测量 pH

取出电极，用蒸馏水清洗电极头部，以滤纸片吸干残水，把电极浸入被测溶液中，轻轻摇动烧杯使溶液均匀，在显示屏上读出溶液的 pH。若被测溶液与标准缓冲溶液温度不同，则先调节温度补偿调节旋钮，使白线对准被测溶液的温度值，然后把电极插入被测溶液内，使溶液均匀后读数。

2. 电极使用注意事项

(1) 电极在测量前必须用已知 pH 的标准缓冲溶液进行定位校准，其值越接近被测值越好。

(2) 取下电极套后，应避免电极的敏感玻璃泡与硬物接触，因为任何破损或擦毛都会使电极失效。测量后，应及时将电极保护套套上，套内应放少量补充液以保持电极球泡的湿润。复合电极的外参比补充液为 3 $mol \cdot L^{-1}$ KCl 溶液，补充液可以从电极上端的小孔加入。

(3) 电极应避免长期浸在蒸馏水、蛋白质溶液和酸性氟化物溶液中。

(4) 电极经长期使用后，如果发现斜率略有降低，则可把电极下端浸泡在 4% HF(氢氟酸)中 3～5 s，用蒸馏水洗净，然后在 0.1 $mol \cdot L^{-1}$ HCl 溶液中浸泡，使其复原。

(5) 使用中注意保持电极头的干净，以及电极架、电极线、电极插头和插孔的干燥清洁。仪器应接地线。

六、紫外-可见分光光度计

分光光度法的基本原理是溶液中的物质对光具有选择性吸收。在白光的照射下，如果几乎全部被吸收，则溶液呈现黑色；如果对白光几乎不吸收，则溶液透明无色；如果对各种不同波长的光具有选择性吸收，溶液就呈现出透过光的颜色。因此，当某单色光通过溶液时，其能量被吸收而减弱，光能量减弱的程度与溶液的组成量度有一定的比例关系，即符合朗伯-比尔定律(附图 16)。

$$T = \frac{I}{I_0}$$

$$\lg\frac{I}{I_0} = Kbc$$

$$A = Kbc$$

式中，T 为透光率；A 为吸光度；I 为透射光强度；K 为吸收系数；I_0 为入射光强度；b 为液层厚度；c 为溶液的组成量度。

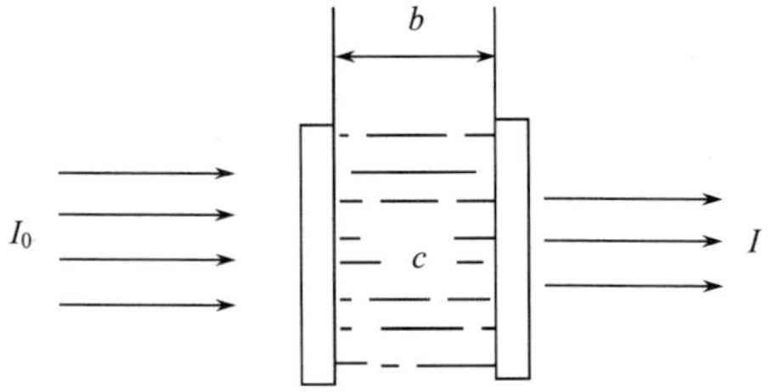

附图 16　物质对光的吸收

在一定条件下，溶液的吸光度与溶液组成量度及液层厚度的乘积成正比，称为光的吸收定律。它是比色及分光光度法的理论基础，但仅适用于单色光。

如果测定某溶液对不同波长单色光的吸收程度，以波长为横坐标、吸光度为纵坐标作图可得一条曲线，称为吸收曲线或吸收光谱。光谱峰值处称为最大吸收，它对应的波长称为最大吸收波长，常用 λ_{max} 表示。

不同的物质具有吸收不同波长的特征。因此，根据吸收曲线的形状和吸收峰的波长位置，可以进行定性分析，确定一物质的最大吸收波长。另外，可以在溶液的最大吸收波长处进行定量分析，测量溶液的组成量度。

吸收光谱分为原子光谱和分子光谱。

研究分子光谱的实验方法称为紫外-可见分光光度法，该方法所用的仪器称为分光光度计。只能在可见光区工作的称为可见分光光度计，常用的有 72 型、721 型、722 型；既能在可见光区又能在紫外光区工作的称为紫外-可见分光光度计，常用的有 751 型。下面仅对 722 型分光光度计的结构及操作予以介绍，其他类型可参考有关书籍。

1. 基本构造及仪器图

722 型分光光度计是以钨卤素灯作为光源，光栅作为单色光器，端窗式光电管作为光电转换元件，数字显示并可同时测定物质吸光度和浓度的一种分光光度计。该仪器用于可见光区的样品物质的定量分析，是实验室常用分析仪器之一。仪器外形如附图 17 所示。

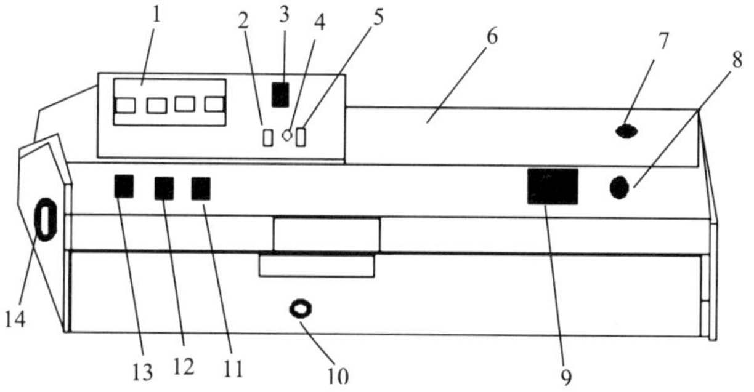

附图 17　仪器外形图

1. 数字显示器；2. 吸光度调零旋钮；3. 选择开关；4. 吸光度调斜率电位器；5. 浓度旋钮；6. 光源室；7. 电源开关；8. 波长手轮；9. 波长刻度窗；10. 试样架拉手；11. 100%T 旋钮；12. 0%T 旋钮；13. 灵敏度调节旋钮；14. 干燥器

2. 仪器操作步骤

(1) 使用仪器前，首先了解仪器的结构和工作原理，以及各操作旋钮的功能，在未接通电源前，各调节旋钮应处于起始位置。

(2) 接通仪器电源开关，开启电源，指示灯亮，打开试样室盖，将灵敏度旋钮设置“1”挡(放大倍率最小)，选择开关置于“T”，波长调置测试波长。仪器预热 20 min。

(3) 调节“0”旋钮，使数字显示为“00.0”盖上试样室盖，将比色皿架处于蒸馏水校正位置，使光电管受光，调节透光率“100%”旋钮，使数字显示为“100.0”。

(4) 如果显示不到“100.0”，可适当增加微电流放大器的倍率挡数，但尽可能使倍率置低挡使用，这样仪器有更高的稳定性。但改变倍率后必须按(3) 重新校正

“0”和“100%”。

(5)按(3)连续几次调整“0”和“100%”，仪器即可进行测定工作。

(6)吸光度 *A* 的测量按(3)调整仪器的“0”和“100%”，将选择开关置于“A”，调节吸光度调零旋钮，使数字显示为“.000”，然后将被测样品移入光路，显示值即为被测样品的吸光度值。

(7)浓度 *c* 的测量：选择开关由“A”旋置“C”，将已标定浓度的样品放入光路，调节浓度旋钮，使数字显示为标定值，将被测样品放入光路，调节浓度旋钮，使数字显示为标定值，将被测样品放入光路，即可读出被测样品的浓度值。

附注：

(1)如果大幅度改变测试波长时，在调整“0”和“100%”后稍等片刻(因光能量变化急剧，光电管受光后响应缓慢，需一段光响应平衡时间)，当稳定后，重新调整“0”和“100%”后稍等片刻(原因同上)，当稳定后，重新调整“0”和“100%”即可工作。

(2)每台仪器配套的比色皿不能与其他仪器上的比色皿单个调换。